Crystals for Healing
水晶療癒師

超過 200 則　頭腦、心靈 與 靈魂　療方

凱琳·弗雷澤
Karen Frazier

Crystals for Healing
by Karen Frazier
Copyright © 2015 by Althea Press, Berkeley, California
First Published in English by Althea Press, an imprint of Callisto Media, Inc.
Chinese complex translation copyright © Maple House Cultural Publishing, 2022
Published by arrangement with Callisto Media Inc
through LEE's Literary Agency

水晶療癒師

出　　　版／楓樹林出版事業有限公司
地　　　址／新北市板橋區信義路163巷3號10樓
郵 政 劃 撥／19907596　楓書坊文化出版社
網　　　址／www.maplebook.com.tw
電　　　話／02-2957-6096
傳　　　真／02-2957-6435
作　　　者／凱琳・弗雷澤
譯　　　者／邱俊銘
企 劃 編 輯／陳依萱
校　　　對／黃薇霓
港 澳 經 銷／泛華發行代理有限公司
定　　　價／550元
初 版 日 期／2022年12月

國家圖書館出版品預行編目資料

水晶療癒師 / 凱琳・弗雷澤作；邱俊銘譯. -- 初
版. -- 新北市： 楓樹林出版事業有限公司，
2022.12　面； 公分

譯自：Crystals for healing : the complete
reference guide with over 200 remedies
for mind, heart & soul.

ISBN 978-626-7218-03-7（平裝）

1. 另類療法　2. 水晶　3. 能量

418.99　　　　　　　　　111016245

目錄

導言

　　運用水晶進行靈性、情感、智性及身體層面療癒的法門，其歷史可溯至數千年前。雖說如此，處在現代世界的我們仍會運用水晶療法，依靠古老石頭的振動頻率來對治使我們生病的原因。

　　敝人身為臼井靈氣師傅（Usui Reiki Master）、能量治療師及經過按立的玄學牧師（ordained metaphysical minister），多年來一直將水晶納入自己的療癒工作，並將它們用於聚焦情緒和靈性能量以觸發正向的改變。

　　而水晶在敝人的療癒過程也是相當重要的部分。我會在日常修習運用它們以專注冥想、改善自己與靈性及高我的聯繫，並著手調整自己在心智、靈性或情緒方面經驗到的障礙，像是讓自己得以寬恕，還有從近期親人去世之後的悲傷走出來。我經常運用它們，以激發靈感及創造力，並聚焦自己的直覺。

　　身體、心智和靈魂之間具有非常緊密的聯繫，失衡的話會影響生活的各個面向，包括人際關係、事業、喜好、情緒，甚至身體健康——這是敝人在年輕的時候學到的慘痛教訓。當時的我太過認同頭腦，而將過多心力與時間都用在注意自己的頭腦，因此

忽略身體與靈魂，而這樣的失衡導致疾病及不快樂。二十多歲的我，大多都在到處漂泊，眾多的人際關係破裂、工作改換、地址變更，以及一堆未完成的計畫就是該時期的證明。

然而在大約三十出頭的時候，一切都改變了。當時敝人正經歷某段親密關係的結束，而自己喜歡的工作也才剛結束，當中又出現喉嚨痛的症狀，無論怎麼治都治不好。我給幾位醫生診察過，但他們都因為找不出身體方面的原因而無從下手治療。隨著症狀逐漸變得嚴重，且持續時間從數週拉長到數個月，我決定嘗試替代療法，並找到一位也在練習能量療法技術的醫生。

> 我感覺頭腦相當清醒，
> 並且連結自己已遺忘多年的靈魂。

我前去赴約，但其實抱持很大的懷疑。醫生在諮詢之後，請我仰躺在治療檯上，在我胸部中間放上一塊綠色的石頭，喉嚨中央則放一塊藍色的石頭，然而將兩手手掌輕輕包覆我的頭頂。我感覺到一股奔流的能量，且眼淚不知為何流了下來。在後續的治療過程以及開車回家的路上，我一直啜泣，回到家仍繼續哭，直到那天晚上睡覺才停。

然而在醒來時，我感覺很棒，喉嚨痛消失了，而且感到比以

往任何時候都更有活力和熱情。我感覺頭腦相當清醒，並且連結自己已遺忘多年的靈魂。事實證明，我的喉嚨痛並不是來自身體層面，而是來自跟表達及實踐個人真理有關的靈性及情緒方面。透過清除喉嚨裡面的堵塞能量，當時的我得以釋放自己一直緊緊抓住的靈性與情緒傷痛，從而解除身體層面的痛苦。

那次診療是我生命中一連串正向改變的開始，而這些改變使我達到充滿歡樂、和平和創造力的境界，並持續至今已快要二十年。儘管當初抱持懷疑的態度，然而在能量治療師工作室接受的首次個案讓我接觸到水晶和能量療法，使我知道自己有力量去活出自己的靈魂想要過的人生。這就是我之所以很樂意分享水晶療法的原因，好讓你知道這是一套美妙的工具，可以用來找出屬於自己的靈性、心智與情緒的力量，使你知道自己也可以活出真正充滿活力與喜樂的人生。

1

CHAPTER

水晶療法的
基本概念

塊石頭如何引發療癒？畢竟水晶僅是漂亮的石頭，不是嗎？雖然水晶確實是石頭，然而每一種水晶都各自有獨特的結構，使其具有各自不同的能量特性。千年以來，治療師、聖人與薩滿都知曉這些特性，因此歷史上有許多文化將水晶納入自己的靈性修習及療癒法門裡面。許多神聖文獻都曾談述這些具有能量的物體，而我們也能在考古遺址看到古人對它們的運用。以水晶進行療癒的方法到現在依然存在，而你能夠藉由學習本書所載的內容，開始在自己的生活運用此種療法。

一切從能量說起

物理學家尼古拉・特斯拉（Nikola Tesla）曾表示：「如果你想要發現宇宙的諸多祕密，就從能量、頻率和振動的角度來思考。」而能量就是水晶療法的祕密所在。

能量與振動

1905年，阿爾伯特・愛因斯坦（Albert Einstein）藉其狹義相對論闡述物質與能量之間的關聯性。而在經過一百多年以後，法國物理學家勞倫・勒魯奇（Laurent Lellouch）完成相應的計算，在次原子層級驗證這段重要的關聯性，表明質量可以轉化為能量。在現實世界中，這段關聯性的最佳證明應是核能，因為它就是物質轉化為能量的結果。

如同愛因斯坦及其他人的證明那樣，宇宙的每一物體當中都藏有某種形式的能量。辛蒂・戴爾（Cyndi Dale）在其著作《精微體：人體能量解剖全書》（*The Subtle Body: An Encyclopedia of Your Energetic Anatomy*）當中描述那些不停旋轉的精微能量，它們潛藏在所有物理實相底下並形成一切物質之基礎。戴爾指出，你，以及你周圍的一切事物，都是由能量構成，不論是有生命的物體（例如人類）或是被認為無生命的物體（例如水晶）均是如此。這就是人類與水晶的相同之處：能量與振動。

一切具有能量的物體都會振動，只是我們的五感通常無法測得這類振動，但是科學指出這樣的振動是存在的，並且每個物體都有各自獨特的振動特徵。就人類而言，這類能量特徵係以精微能量體的形式存在，其中包括：

脈輪（CHAKRA）是身體的能量中心（在第26頁有更為詳細的解釋）。

經絡（MERIDIAN）係連通身體各部位的能量通道。

氣場（AURA）即環繞人體的能量場，使我們可以檢測自己與他人的能量，而運用名為「克里安」（Kirlian）攝影技術的特殊相機能夠偵測到它們的存在。

水晶也和我們的身體一樣，有著屬於自己的氣場和振動，而水晶與我們人類在能量方面的相互作用會影響我們的振動。我們可以運用水晶來協助調節我們的能量印記（energetic signature），以引發各種療癒形式。有許多能量療法能夠改變我們的振動頻率，水晶療法是其中之一。

從古至今的能量療法

我們目前對於能量的理解，是把它當成宇宙中某股不斷變化的恆在力量來看，然而這樣的理解直到19世紀後期才有清楚的表述。儘管人們無從表達能量在分子層面影響身體的方式，然而許多文化及時代都相當流行能量療法。

古印度（包括現在也是）的阿育吠陀（Ayurveda）修習者用「普拉納」（prana）一詞指稱每個人都擁有的生命力。而虛弱與疾病是由於身體的普拉納沒有流遍各處所致，因此恢復普拉納的流動對健康至關重要。古代中醫的修習者則用「氣」（Chi或Qi）來指稱類似普拉納的生命能量。當氣所具有的兩種相對力量——陰與陽——失去平衡時，就會導致疾病，因此治療當以重新平衡這些重要的力量為目的，這也是現今的傳統中醫執業者持續運用的原則。古埃及治療師則使用石頭及其他能量療法來診斷

和治療疾病，而古希臘的治療師則認為身體具有五種體液（five humors，即五種液體或氣質），其治療過程會運用藥物和能量工作來平衡這些體液。

到了現代，靈氣（Reiki）能量療法的創始者臼井甕男（Mikao Usui）則認為諸如佛陀及耶穌等聖人係運用宇宙能量來進行治療。整脊療法也是一種現代形式的能量工作，儘管其執業者聲稱自己其實是在清除骨骼方面的阻礙（即骨關節輕微位移sub-luxations），使神經的能量（譯註：即神經訊號）可以自由傳遍整個身體。然而，神經會傳導能量訊號的這個事實，明白指出能量是我們身體的重要環節之一。現代的其他能量療法還包括奇歐斯（Chios）、量子觸療（Quantum-Touch）、合一祝福（Deeksha）、氣場淨化、針灸及許許多多其他類型的能量藥方，可在情緒、靈性及身體的層面帶來平衡與療癒。

神聖經典及能量的關聯

不同宗教的神聖經典都提到生命力（換句話說，就是能量）在人類的靈性、情緒和身體健康層面的重要性。

《聖經》是這麼說的：「那能量是神的能量、是位於你內心深處的能量，是神去做最令自己歡喜之事時的樂意與付出。」（〈腓立比書〉2:13，譯註：原文出自《信息本聖經》〔The Message Bible〕)。而〈約翰福音〉也提到了耶穌用上帝的能量和祈禱來療癒病患。

印度教的《吠陀經》則提到「普拉那」（prana），係指那股遍佈所有活物的生命力。根據《夜柔吠陀》（the Yajur Veda）所述，「生命能量（普拉那）有11種，各憑自身因緣（聽、觸、視、味、嗅、說話、抓握、走動、排泄、生殖及思想，這些是感知與行使意願的器官）而存在。」

佛陀在定義七種覺悟要素時也提到了能量：正念、究法（即宇宙律法）、能量、喜悅或狂喜、放鬆與寧靜、專注以及鎮定。（譯註：這裡的「能量」看似沒有出現在中文的「七覺意」。那是因為對應該詞的梵語Viriya有勤勉、精進、能量等多重意義，只是中譯取「精進」、英譯取「能量」，所以才會出現中英文對不上的情況。）

《可蘭經》則描述真主的能量療癒信徒的思想、心靈和身體：「當我生病時，是祂使我痊癒。」（〈第26章眾詩人〉第80節）。

猶太教祕法支派卡巴拉（Kabbalah）的信奉者會研究《光輝之書》（Zohar），這是揭示《摩西五書》（Torah）靈性本質的注釋文集。《光輝之書》指出，如果人們每年一次在安息日大聲朗誦《摩西五書》裡面名為「非尼哈」的部分（Pinchas，譯註：係指世界各地猶太會堂每年於7月5至11日的讀經內容，其屬於《摩西五書》的部分即〈民數記〉25:10－29:40），那麼願意敞開心胸傾聽、為過去的錯誤行為感到悔意的人們，即使完全沒有希伯來人的知識，都有可能經驗到偉大的療癒之光。

什麼是水晶？

寶石學家與地質學家將水晶（crystals）定義為其原子以特定模式——所謂的晶格（crystal lattice）——重複排列而成的固體物體。水晶目前有七種不同的晶格模式，如果某塊石頭本身沒有任一種晶格，那麼它就不是水晶。就本書的目的而言，療癒水晶也可以定義為具有可以影響人體能量場的能量特性之礦物（minerals）、岩石（rocks）和寶石（gemstones）。

礦物係由地質天然形成的物質，具有高度有序的分子排列模式，基本上會有晶體的結構。雖然有些礦物具有將它們分類為水晶的晶格，但某些礦物並無晶格。

岩石則是不具單一特定物質成分的礦物團塊。

寶石是依照人們的喜好經過切割和拋光的岩石、水晶或礦物，使人們渴望擁有它們，因此它們具有金錢價值。根據寶石各自的質地及稀有度，可分為半寶石（semiprecious gemstones）或貴寶石（precious gemstones），例如鑽石及紅寶石是貴寶石，而石榴石及石英則是半寶石。

天然水晶與人造水晶的差別

有些天然產生的水晶可藉由當今科技予以模擬製造。天然的水晶係在地球形成，其過程有數百萬年之久，而模擬製造的水晶則是在實驗室生產。天然的水晶通常有細小的瑕疵或內含物，但人造水晶往往完美無瑕。天然的水晶也能予以染色或經加熱予以改變，然而經過改變的水晶及人工製造的水晶，其金錢價值會低於天然水晶。

雖然天然水晶與人造水晶可能同樣美麗，然而天然水晶具有更強的療癒性質。人造水晶相較之下可能含有很少的能量或是其效果較難預料，但這不代表它們完全沒有療癒能量，僅是它們可能會有不一樣的反應或提供的能量較弱而已。

水晶的力量

水晶可以在情緒、心智、靈性及身體層面協助你。雖然本書的重點是在情緒、心智及靈性層面的療癒，然而許多人會在經驗到身體的問題或病痛時運用水晶，作為常規西式醫療的補充療法。舉例來說，每當我有偏頭痛時，就會躺下來，並將透石膏（selenite，是石膏gypsum的一種）水晶放置在前額20分鐘。這做法通常會緩解偏頭痛或使其完全消失，所以在服用任何偏頭痛的藥物或嘗試其他療法之前，我總是先拿透石膏來用用看。許多人也是用類似的方式使用水晶來協助身體具現療癒或改變症狀。

就情緒、心智及靈性層面的療癒而言，水晶具有眾多好處，包括以下數點：

水晶協助你對準直覺：人類具有天生的直覺，只是我們的心思大多專注在日常生活的忙碌，以至於無法傾聽那向我們閃現的靈光。你可以運用水晶來協助自己專注於內在聲音的引導。

水晶可以成為你在冥想、觀想及肯定語句練習的專注焦點：如果你正努力使自己的生活朝對的方向前進，那麼結合水晶運用的冥想、肯定語句及觀想，可協助你將需要的能量專注於實現自己想要的改變。這是將自己的能量往正面方向引導的有效方式。

水晶可以清除情緒層面的阻礙：有時候，我們會在經歷情緒

創傷時製造阻礙來保護自己，然而這些阻礙也使自己的人生無法繼續前進。運用正確的水晶可以協助清除這些阻礙，讓我們的人生繼續前進。

水晶可以淨化人與空間：許多人運用水晶來淨化及清理空間的負面能量或人們的負面思想模式。當我在家裡有負面經驗之後，就會使用水晶來清淨相關區域，避免未來出現負面情事。

水晶可以激發創造力與概念：我會在自己的工作空間附近運用數種水晶，因為我的工作需要大量的創意思想與作為。將水晶巧妙配置在工作空間，你就能打造出充滿能量的環境，使自己能以富有創造力的方式思索問題並解決之。

水晶如何帶來改變

地球上的所有物質都具有某個振動頻率。即便我們全由同一事物——也就是純粹的能量——所構成，但還能維持各自分別的錯覺，那是因為我們各自振動在不同的頻率。振動（vibration）對於我們各自的本貌、散發的能量，還有彼此關聯的方式都很重要。我們甚至會用「頻率很對」（vibe）的口語來形容那些跟自己一拍即合的對象。這樣的描述遠比許多人所以為的還要更加貼近事實。身為能量生物的我們，會傾向吸引那些與自身振動相似的人、事、物。

然而，我們的振動會隨著時間變動，在遇上各種不同情況時也會有所變動，取決於許多因素，像是我們的心情或情緒、自己放進身體裡面的東西、照顧自己的方式、花在精進靈性的時間，以及自己選擇的職業與工作。身為人類的我們經常會有瞬間變化

的情緒波動，個人習慣也不一定會持續下去，因此我們的振動會上上下下。而較低層次的振動較容易導致不太舒適或痛苦的情況，較高層次的振動則能協助我們吸引自己想要在生活中出現的正面改變。

水晶的振動則保持一致，這一點跟人類非常不同。它們多因具有晶質結構，都是在比較高的層次振動，而某些水晶具有非常高層次的振動。當我們接觸或靠近這些水晶時，就能運用它們把自己的振動調校到更高的層次。藉由這樣的做法，我們可以提升心情、聚焦心智，並引發個人期望的改變。

水晶的運用沒有很難。你可以把它們握在手中、放進口袋，或安置在你旁邊的桌子上。你可以在睡覺時將它們放在枕頭底下，也可以用膠帶將它們貼在你最喜歡的椅具底面。你也可以仰躺，將幾顆水晶巧妙擺放在自己的脈輪上，或者將一顆水晶輕柔地放在自己的第三眼（參見第26頁，即眉心輪）。水晶的誤用方法真的沒有很多。

冥想的作用

　　冥想是進行能量個案工作的重要部分。冥想是敝人的日常功課，我也會建議他人每日冥想10到20分鐘。冥想有助於設定意願（亦即你為自身人生及相關作為所設定的前進方向），對於建立個人與能量場的連結，還有創造出個人對於水晶能量或其他各種能量工作的接受度都相當重要。

　　敝人在過去曾認為自己無法冥想，因為我在坐下來淨空心智時，發現自己總想著十幾種不同的事情，而不是清空心智並「擁抱空無」。這狀況其實很常見，也是人們決定不做冥想的主因之一——就是看起來太難了。

　　淨空心智並不一定容易做到，但幸好這不是冥想的唯一方法。你可以運用許多冥想方式來協助自己連結靈性能量，包括引導意象、正念靜心、唸誦禱文、用於靜心的反覆肢體動作、觀想各種事態的正面成果或用肯定語句予以陳述。這些冥想方式各自都可協助你連結自己的能量場，並敞開接受自己正在運用的水晶所帶來的正面效果。

鎮定心神的冥想

採取舒適姿勢**安靜坐下**，應選擇不太可能受到打擾的地方進行。

雙手放在大腿上，**輕握紫水晶**。

閉上眼睛並做十次完全的深呼吸，讓空氣完全進入胸腔。

一邊保持呼吸，一邊輕緩放鬆身體各部位的肌肉，從頭部開始，沿著身體往下放鬆到雙腳。

吸氣時，對自己說：「我吸入平靜。」在吐氣時，對自己說：「我吐出緊張與壓力。」

依此要領進行15分鐘。

寬恕的冥想

採取舒適姿勢**安靜坐下**，應選擇不太可能受到打擾的地方進行。

雙手放在胸部中央的心輪位置（參見第26頁），**輕握粉晶**。

閉上眼睛並和緩呼吸，留意自己的呼吸但不企圖做任何控制。

向自己的心**聚焦注意力**，並重複以下肯定語句：「我敞開心胸去愛與寬恕。」

在腦海中**觀想寬恕的對象**，用愛的白光包住對方，並且說：「我用愛的白光包住你，將你釋放到正面的未來。」

等到自己覺得這冥想已經完成，再睜開眼睛。

水晶與脈輪

　　雖然你並不需要知道或了解脈輪就能運用水晶進行療癒，然而脈輪能量工作與水晶的結合可以加強療癒效果。只要具備關於脈輪的一些基本資訊，你就可以運用水晶能量及自身脈輪的協同作用，四兩撥千斤地引出效應強大的改變。

什麼是脈輪？

　　脈輪是能量中心，位於每個人的體內。你有七個脈輪，大致對應到身體的某些部位。而每個脈輪各自關聯到某種顏色及某些品質或能力。身體的七個脈輪是以下這些：

第一脈輪：即海底輪（the root or base chakra，直譯為根輪或基底輪），位於尾骨底部。

第二脈輪：即臍輪（the sacral chakra，直譯為薦骨輪），位於肚臍附近。

第三脈輪：即胃輪（the solar plexus chakra，直譯為太陽神經叢輪），位於太陽神經叢或胸骨底部。

第四脈輪：即心輪（the heart chakra），位於胸部中央。

第五脈輪：即喉輪（the throat chakra），位於喉結上方。

第六脈輪：即眉心輪或第三眼輪（the brow or third eye chakra），位於前額中央。

第七脈輪：即頂輪（the crown chakra），位於頭頂。

這些是與你的身體對應的七個基本脈輪，除此之外還有其他延伸到個人能量場的脈輪。你的能量會流經這些脈輪而遍佈整個全身。有時候，你的某個或多個脈輪可能受到阻塞或失去平衡，從而阻礙能量流動。而導致阻塞的原因也許會是創傷、疾病、成癮物質的使用、情緒混亂或其他問題。

　　根據身兼直覺治療師及作家凱若琳‧密思（Caroline Myss）的說法，脈輪的阻塞或不平衡可能會對應到身體及情緒方面的各種不同問題。例如，關聯到群體歸屬感的海底輪受到阻塞的話，可能會導致身體及情緒的問題，像是下背疼痛或上癮；與愛有關的心輪若受到阻塞的話，也許會導致心臟的問題、乳癌或是無法走出哀傷。

　　這七個脈輪各自對應一種或多種顏色，而這些顏色係源自該色彩的能量振動頻率。因此當水晶和脈輪並用時，請選擇相近的顏色來幫助對應的脈輪以適當頻率振動。

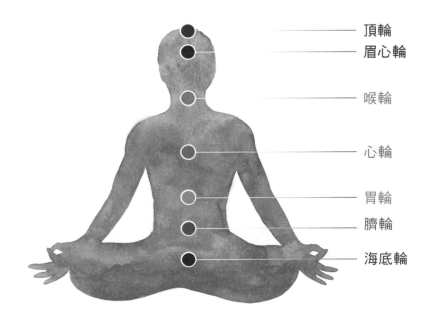

頂輪
眉心輪
喉輪
心輪
胃輪
臍輪
海底輪

用脈輪來導引水晶的療癒

當脈輪受到阻塞時，運用那些在合宜頻率振動的水晶可以協助清除阻塞，使全身的能量流動恢復正常。這樣的做法能在靈性、情緒、心智或身體方面協助療癒那些或因脈輪阻塞而引發的眾多問題。

在運用水晶時，請仰臥並閉上眼睛，將水晶接觸或放在相應的脈輪。觀想出脈輪的顏色，以及能量自由流過脈輪的模樣。

第一脈輪（海底輪）

顏色：紅色

對應品質：落實接地、個人與情緒的連結、個人的保障感
（security）及安全感（safety）、個人在家庭／
社群／社會等群體當中的定位

對應水晶：石榴石、赤鐵礦、紅色方解石、紅碧玉、黑曜岩

第二脈輪（臍輪）

顏色：橙色

對應品質：個人力量、性、創造力

對應水晶：琥珀、紅玉髓、橙色方解石、桃色月光石、太陽石

第三脈輪（胃輪）

顏色：黃色

對應品質：自我價值感、富裕（財運、發展）、自我認同、
道德準則

對應水晶：琥珀、黃水晶、黃玉、黃虎眼石、黃色鋯石

第四脈輪（心輪）

顏色：綠色

對應品質：愛、平衡、寬恕、整合、慈心

對應水晶：祖母綠、綠色方解石、綠色藍晶石、橄欖石、粉晶

第五脈輪（喉輪）

顏色：藍色

對應品質：個人內在真理、自我表達、溝通、誠實、正直

對應水晶：藍色藍晶石、天青石、堇青石、青金石、蘇打石

第六脈輪（眉心輪）

顏色：紫羅蘭色／靛藍色

對應品質：直覺、洞察、信念及態度、心智的清晰度

對應水晶：紫水晶、螢石、鋰雲母、舒俱徠石、坦桑石

第七脈輪（頂輪）

顏色：白色／粉紅色／紫羅蘭色

對應品質：連結靈魂／神聖領域、意識、個體遍及宇宙萬物
的連結、「一」（oneness）

對應水晶：白水晶、赫基蒙水晶、拉長石、月光石、透石膏

水晶陣

　　另一種增強水晶療癒力量的方法則是運用水晶陣（crystal grid）。雖然使用單一水晶是調整能量的有效方式，然而在以水晶陣運用多個水晶時，其力量將會成倍增加。

什麼是水晶陣？

　　水晶陣是一組依某個幾何圖案佈置在指定區域（例如桌面）的水晶，並設定個人意圖以引發療癒。水晶陣的創造至少需要四顆水晶，但有些水晶陣需要更多水晶來擺。你可以使用同種或多種水晶來組成水晶陣，端視你要編入的意圖而定。佈陣的水晶可以是任何尺寸或形狀（關於形狀的討論請參見第39頁），不過許多人比較喜歡用單尖晶柱來構陣，因為單尖晶柱可以將能量聚焦在尖端（就是晶柱的尖頭）所指的方向。

　　你可以創造水晶陣來放大水晶的力量、保護或淨化空間，或是將療癒能量發送給他人。水晶陣的中央石通常是陣中最大塊的晶石，其他較小的晶石則在中央石周圍佈置成某個幾何圖案。你可以創造出正方形、矩形、圓形、菱形、三角形及其他類似的形狀，端視你要運用的晶石數量而定。雖然水晶陣網格不一定用幾何圖案，但它們很適合用於初次體驗。

佈置水晶陣的要領

　　如果你想佈置自己的水晶陣，請將以下幾項要領納入考量：

1. 開始佈陣之前要清淨水晶並為其充能。關於清淨和充能的討論，請參見第48頁。

2. 從中央石開始佈陣。通常中央石會跟陣中其他水晶不一樣，可能是尺寸不同、種類不同或形狀不同。

3. 選擇自己要用的基本幾何圖案，將其他水晶以相等的間隔佈置在中央石周圍以形成該圖案。例如，如要佈成正方形的水晶陣，就使用五顆晶石——將中央石放在中間，然後在中央石周圍等距放置四顆角石以形成正方形。務必在圖案的任一邊均使用相同數量的水晶以保持對稱。

4. 佈陣後，用手指從某顆角石開始往鄰近角石虛畫假想線，直到全部的角石都連在一起。畫完之後，再從中央石到每顆角石虛畫出假想的放射線條。

5. 水晶陣可以長期擺在佈陣之處，但你得每週進行水晶的清淨與充能以維持其力量，之後重複步驟1到4以重新組合水晶陣。

兩個簡單的水晶陣

請佈置這兩款水晶陣看看，就會知道水晶陣在引出個人想要的結果方面有多簡單又強大。

財運豐盛水晶陣

這款小型圓陣將財運吸引到中央石中，然後藉由將財運發送到周圍鄰近區域以放大之。

如要佈置此陣，會需要一顆尺寸較大的黃水晶（任意形狀均可）以及六顆尺寸較小的單尖白水晶晶柱。

1. 清淨晶石之後，將黃水晶放在佈置處的中央，然後將每顆單尖白水晶晶柱以放射狀的圖案佈置在黃水晶的周圍，每顆晶柱的尖端都要朝外。
2. 按照第31頁第4步驟的說明虛畫各晶石之間的線條。
3. 將水晶陣繼續擺在佈陣處以增長財運，每週至少淨化水晶一次並重新擺置它們。

黃水晶是力量強大的招財石，而白水晶則是能量放大器。除此之外，這裡還特別用到六顆白水晶晶柱以提高豐盛的意圖，這在數字學當中是關聯到數字6的幾種品質之一。

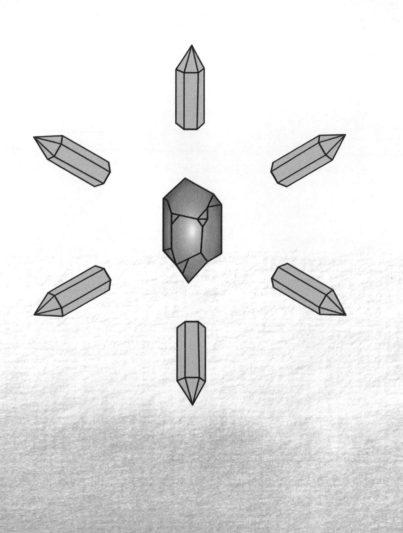

愛之水晶陣

這款水晶陣可以幫助鞏固愛情關係或協助他人在自己的心中找到愛。該陣使用粉晶，那是非常強大（而且也很漂亮）的愛情晶石。

如要佈置此陣，會需要一顆大尺寸的粉晶球以及十二顆小尺寸的粉晶，後者為圓珠或任何形狀均可。

1. 清淨水晶之後，將大顆粉晶球放在佈陣位置上。
2. 將大粉晶球作為無限大符號（即橫躺的數字8形狀）的中心點，將較小的粉晶在其兩側各佈置六顆水晶以排成該符號。
3. 按照第31頁第4步驟的說明處畫各晶石之間的線條。
4. 該陣的擺置時間長短端視個人需要而定，每週至少清淨水晶一次並重新佈置它們。

粉晶會引動愛，而無限大的符號代表持久永恆的愛情。

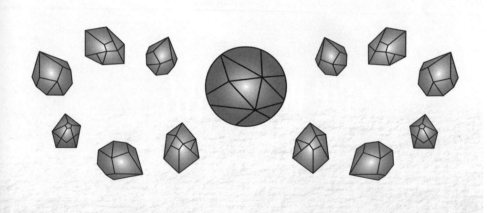

2

CHAPTER

選購水晶

選購水晶是挺有趣的活動，而親自挑選自己要收藏的水晶算是樂趣之一。銷售水晶的商家形形色色，像是水晶專賣店、新時代商店、手工珠飾店、休閒嗜好精品店、威卡法術用品店，還有販售身心靈及神祕學相關產品的店家。你也許可以在岩石、寶石與礦物的巡迴展覽、舊物交換活動、市集及其他類似的活動當中物色水晶。

在販售水晶的實體店家瀏覽

選購水晶就像任何新的體驗，在一開始似乎總是讓人感到有點害怕。販售水晶的商家通常也會陳列其他許多與新時代或神祕學有關的產品，像是燃香、蠟燭、雕像、參考書及占卜牌卡。在走進店家時，許多形形色色的水晶及產品總會吸引你的目光。

至於商家如何展示水晶則因地而異。一些比較昂貴的物件，像是切割成球狀及金字塔形狀的水晶、大塊晶簇或珠寶首飾，可能會被鎖在玻璃展示櫃裡面。尺寸較小的水晶通常會陳列在敞開的容器，讓你自行挑選以找出最合適者，不需店家的協助。

當你在實體商家時，可以瀏覽或提出問題。如果你想要購買

為他人購買水晶

有時候，你可能想要為某個人買水晶。這可能會有問題，畢竟水晶能量會與不同的人產生不一樣的共鳴，不過你仍可以將水晶當成禮物送給他人。事實上，我時常為朋友買水晶。如果我係出於療癒目的贈予水晶，就會根據朋友正在面對的問題來選擇最合適的水晶。當然我還是會進行觸碰的測試。然而我在那時就不是想著自己，而是設定為朋友選擇水晶的意願，然後在拿起每顆水晶時觀想那個朋友，並在內心發問手上這顆水晶是否適合他。如果感受到正面的情緒，就像你在為自己挑選水晶時期望會出現的有緣感受那樣，會是很好的指標。

鎖在玻璃展示盒的水晶，請不要猶豫，直接向店家提出想要觸碰該水晶的請求，以確定該水晶跟自己有無振動親和度（譯註：請參考本書第40－43頁〈如何選擇水晶〉），因為這是選購過程的重要環節。此類商家的銷售人員大多熟悉水晶的運用，可以幫助你找到滿足自身需要的完美水晶。

市面常見的水晶外觀

市面上的水晶有多種顏色、切工、尺寸及形狀。某些水晶是完全自然的且外觀就像岩石，而其他一些水晶則被切割與拋光成各種形狀。當你選購水晶時，很有可能會發現以下幾種具有多樣變化的類型：

未經加工的原石（ROUGH STONES）：它們在販售時仍未經過切割及拋光，保持天然形成的外觀，可能會比經過切割及拋光的同類晶石更不透明。雖然它們當中有些可能看似是野地到處都找得到的岩石，然而它們仍然具有經過切割和拋光的同類晶石之特性。

滾石（TUMBLED STONES）：它們原本是小塊原石，在經過滾石機處理後，其邊緣變得圓潤，表面變得光滑且閃亮，並呈現出水晶的顏色及自然圖樣。它們也有可能被稱為拋光石（polished stones），然而拋光的工序可以用手工或其他方式進行。

單尖晶柱（POINTS）：由於晶體結構的關係，有些水晶會有自然生成的單尖晶柱，而另一些水晶則是經過切割工序而成為單尖晶柱。這些單尖晶柱可能經過拋光或未經拋光。若要引導能量離開或趨近身體，使用單尖晶柱會是不錯的方法。

晶簇（CLUSTERS）：這是自然形成的岩塊，係由長有數根單尖晶柱的母岩所組成。晶簇能有效地將能量引至自身所在的空間。

晶洞（GEODES）：係內有小型空洞、且空洞內壁襯滿水晶的岩石。晶洞通常會被切成兩半，以露出那些藏在粗糙岩石外殼裡面的水晶。

石片（SLABS）：石片是某些特定水晶的扁平橫切片，例如瑪瑙。有時晶洞也會被切成石片。

水晶棒（WANDS）：它們是經過拋光的長條平滑水晶，末端呈鈍圓狀，其兩端可能寬窄不一，或是某一端逐漸變窄到形成鈍的尖端。許多人使用水晶棒進行按摩工作，因為它們有助於引導能量。

金字塔（PYRAMIDS）、立方體（CUBES）、球體（SPHERES）、心形及星形：水晶在經過切割及拋光等工序之後可以做成多種形狀，包括上列這些形狀。請選擇自己感覺受到吸引的形狀。

如何選擇水晶

在選擇水晶時，每個人的經驗都是獨一無二，因為水晶也許會隨著不同人的能量以不同方式振動。選擇水晶時務必密切注意自己的內心聲音。做出令自己感覺良好的決定是直覺的過程。

色彩吸引力

為自己選擇水晶的首要關鍵之一就是吸引力。一邊走在水晶店家陳列商品的通道、一邊掃看所有的產品，留心那些挑起你注

意的顏色。如果你在瀏覽晶石時受到某種顏色吸引，那麼就查看屬於該色調的晶石。例如，如果你受到紅色水晶的吸引，那麼就請仔細檢視石榴石、紅碧玉、血石及紅縞瑪瑙等晶石。在檢視某特定顏色範圍之內的水晶時，請留意那些會吸引你注意、使你想要仔細觀看或觸碰的水晶。

身體感覺

以視覺做出選擇之後，就進行觸碰測試。這是挑選水晶最重要的測試之一。大家都知道我會分別拿起及握住不同晶石一段時間，以找出能與我共鳴者，時間會長到讓陪同前來的家人對店家感到很不好意思。

將水晶握在屬於接受的手掌中（即非慣用手）。所以如果你是右撇子，接受的手就是左手。反之亦然。閉上眼睛，留意水晶在手中的感覺。如果它產生不舒服的感覺，請把它放回去，換拿另一顆水晶。如果它產生愉快或中性的感受，請繼續測試下去。

注意到手上的感覺之後，把注意力擴大到自己身體的其他部位。有留意到身體出現任何感覺嗎？在拿著水晶時，你的情緒如何？你的心智有什麼感受？使用這些問題來評估手上的水晶是否適合自己。適合你的水晶，能讓你感到平衡、踏實、清晰、平靜、快樂或其他正面的情緒或感受。

最後，也可以默問自己：「這是要給我運用的水晶嗎？」我對於自己所考慮的每顆水晶都這樣問——用這問題默問自己，然後閉眼站著等待答案，通常我所尋找的答案會是腦海中第一個浮現的想法。當你與水晶互動以做出抉擇時，請用這方式聆聽自己的內心聲音。

成本

在為任何的採購評估時，通常會考量成本。水晶的價格從數美元到數百美元不等（大型或稀有的晶石品項價格更高）。如果你發現某塊水晶感覺很好但超出個人預算的話，可以找比較小塊的同類水晶來買，可能會比較便宜。一般來說，如果預算有限，最好選擇價格低於20美元的水晶。如果你想購買數種不同晶石，滾石會是相對便宜的不錯選擇。不過，如果你真的感覺到某塊稀有或大型水晶是屬於自己的，還是可以自由決定要不要花一大筆錢來買。

水晶飾品

與市面上販售的單純晶石相比，鑲在飾品的天然晶石還是具有相同的療癒潛力。購入一件鑲有一顆或多顆晶石的飾品，等於擁有可以穿戴、同時具有療癒功效的美麗藝術品。無論飾品上面的晶石是否以療癒水晶的名目銷售，都具有相同的振動能量。然而這原則僅適用於天然晶石，人工合成（synthetic）或經過處理而改變（altered）的晶石都不適用。

購入水晶飾品之後，請按照類似於水晶常規淨化方式進行淨化（參見第48頁），並為飾品中非晶石的組成部分採取預防保護措施。在這之後就請按照自己的意思佩戴它來進行療癒。每週淨化一次晶石，就能保持水晶飾品的療癒性質。

尺寸

大塊的水晶往往會產生更多的能量，從而使其力量更加深厚。不過，水晶即使是很小一塊，也有可能非常有效，因此小塊水晶多能滿足絕大多數人的需求。如果你正在考慮兩顆尺寸不同的同類水晶，請不要僅憑尺寸來決定要買的對象。如果你對這兩者當中比較小的晶石有著更加一拍即合的感受，那它可能對你更加有效。

選購多種水晶

如果你才剛開始使用水晶療法，可能會希望購買多種水晶來解決各式各樣的問題。多種水晶使你能運用水晶能量之間的協同作用（參見第4章以了解使用多種水晶處理特定問題或目標的方法）或平衡自己的脈輪。多種水晶讓你可以佈置水晶陣，或是使你可以開始運用一些不一樣（而且美麗）的做法。

水晶入門套組

水晶療法的入門套組（starter kits）可從各式各樣的供應商購得。至於這些套組的晶石數量，少到可能只有幾顆，多則可能到30顆。較小的入門套組價格可能是15到20美元，而較大的套組價格可能是100美元以上。有些入門套組係依脈輪系統來設計，每個脈輪會有一到三種水晶可供運用。

如果你購買這類入門套組，就不必花時間逐一選擇水晶，然其可能會有的缺點，就是你無法感受每顆水晶跟自身能量場的相互作用情況，因此我不太建議購買入門套組。不過如果你想趕快開始收集晶石的話，也許要考慮購買入門套組。

自行組成入門套組

　　你也可以組成自己的入門套組，裡面是水晶療法必備的基本水晶。藉由選購比較小塊的晶石，就能負擔個人入門套組的組成費用。以下是水晶療法必備的五種水晶：

◎白水晶　　　　　　　　◎粉晶

◎紫水晶　　　　　　　　◎煙晶

◎黃水晶

　　若要組成脈輪系統的水晶入門套組，請考慮以下這些晶石（或是第28頁所載每個脈輪各自對應的任何晶石）：

◎第一脈輪（海底輪）：紅碧玉

◎第二脈輪（臍輪）：紅玉髓

◎第三脈輪（胃輪）：黃水晶

◎第四脈輪（心輪）：綠色東菱玉

◎第五脈輪（喉輪）：蘇打石

◎第六脈輪（眉心輪）：紫水晶

◎第七脈輪（頂輪）：白水晶

購買時的注意事項

　　在選購水晶時，需要避免一些常見的相關陷阱。在付錢購買之前，請記住以下幾點。

　　有些水晶是合成水晶或人造水晶。如果水晶看起來太完美、

太無瑕，就有可能是人工製造。請與銷售人員交談並詢問水晶的來源。無論它們是否為人工製造，你願意的話還是可以購買，但重要的是你要知道自己買到什麼東西，還有它們是否能支持你的目的。

黃水晶並不全是天然的。 很多看起來像是黃水晶的水晶，其實是紫水晶經加熱處理變黃的成品。這做法或多或少會改變水晶的特性，因此若找到自己想買的黃水晶，請務必詢問店家它是否為天然的黃水晶。

請注意，具有商標名稱的晶石通常價格較高。 具有商標名稱的晶石，其實就像那些為增加銷售被賦予好聽名稱的晶石，然而商標名稱會使那些晶石的價格更為昂貴，但其力量沒有變得更加強大。這並不代表具有商標名稱的晶石不好或無效，只是它們可能比沒有商標名稱的同類晶石更加昂貴。具有商標名稱的晶石包括Infinite Stones、Azeztulite（阿賽斯特萊石）等等。

有些水晶的原本自然狀態已被改變。 請務必詢問銷售人員水晶是否經過任何處理，例如染色、熱處理或塗層。這些工序可能會改變水晶的性質，像是白紋石可能會被染成像是綠松石的外觀，然而這兩種晶石的性質並不相同。如果你要選購綠松石（任何晶石也是如此），就要向店家詢問自己要買的晶石是否為未經改變的天然水晶，這很重要喔。

3

CHAPTER

運用水晶之前
的準備功夫

在謹慎挑選水晶並把它們帶回家之後，我會馬上開始準備進行淨化（cleanse）、充能（charge）及設定（program）來使用它們。如果你做了這些事前準備，將有助於後續的水晶能量工作。水晶的運用大多取決於你設定意願的方式，而準備好自己的水晶、自己的心智以及使用水晶時的工作空間，就能幫助你設定意願，以充分運用水晶的能量療癒性質。

淨化水晶

水晶的能量天性使它們保留所有碰觸它們的能量模式，然而水晶需要靠許多人、許多地方的傳遞才能來到你這裡，因此水晶淨化是很重要的步驟。我會建議你把水晶帶回家後立即淨化它們，然後至少每週淨化一次，而那些每天都在用的水晶之淨化也許要更頻繁。以下是一些淨化水晶的方法：

鹽水：白水晶及紫水晶等無孔晶石可以浸在鹽水裡面約一個小時（業經大量運用的水晶之浸泡時間還要更長），然後沖洗乾淨、用布輕拍吸乾水分。調製鹽水的鹽請使用海鹽或喜馬拉雅玫瑰鹽（Himalayan pink salt），勿用食鹽。然而多孔晶石，像是透石膏、沙漠玫瑰及石膏，絕對不能使用此法淨化。具有磁性的晶石（如磁石）也要遠離鹽水，因為它會使這類晶石生鏽。

有可能把水晶用壞嗎？

水晶是很耐操的，無論其形狀或狀況如何都不會失去能量，即使碎了，只要做完淨化與充能，又可以有很好的表現。例如，我有次接觸某位極端負面的人，結果我口袋裡面的黑碧璽對半斷開。在看到斷裂的碧璽之後，我將那兩塊都淨化並充能，然後它們又都像新的一樣。

說真的，若就水晶發揮你所預想的功用的情況而言，把它用壞的唯一方法是沒為它淨化與充能。而當你為它淨化與充能，它將恢復成完好的工作狀態。

薰煙：點燃一束鼠尾草、雪松、薰衣草或甜草（sweet-grass），將火吹滅後出現的薰煙就能用來淨化水晶（我是用這四種藥草的組合）。你也可以使用燃香的煙霧淨化它們，例如名為Nag Champa的印度線香。

石英水晶簇或晶洞：如果有石英水晶（例如紫水晶或白水晶）的大型晶簇或晶洞，可將較小的水晶放在晶簇上或晶洞裡面達24小時以淨化之。

能量：如果你會某種能量療法（例如靈氣），就可以使用那能量來淨化水晶。身為靈氣大師，我是用給予的手（即慣用手）將水晶握住並將靈氣能量傳遞給它們以達到淨化的目的。

為水晶充能及設定

淨化水晶之後，就需要為它充能。充能的步驟係將能量注入水晶，使它們可以繼續發揮出最高水準的功效。水晶在淨化之後都應充能，再為它設定以置入意願，使其能夠完成你所希望它們完成的特定任務。這步驟可使水晶更有效率地發揮作用，因此每當水晶淨化與充能的時候都要設定，而你可以用許多方式達到這個目的。請參考以下所提的想法。

若要讓大自然為你的水晶充能，可以把它們放在戶外曬日光或月光6至12小時。此外，你還能用觀想來為水晶充能，亦即將單顆水晶或多顆水晶用給予的手（慣用手）握住，然後閉上眼睛，想像宇宙降下白光，透入你的頂輪並往下灌注其他所有脈輪，然後進入你的臂膀及手掌，再從你的手掌進入水晶。維持這樣的觀想大約10分鐘即可。

晶石充能之後，如要對其設定，則重複前述的觀想過程，然而在這一次請專注在你希望晶石擁有的能量種類。

準備自己的空間

請為你的水晶能量工作，創造出可以幫助自己設定「能量工作成功」之意圖的環境。我自己有個小空間專門用於能量療癒工作，裡面沒有讓人分心的事物以及能量方面的干擾。那是沒有電子設備的區域，也是我不會受到打擾的安靜舒適空間。

「舒適」會是設立工作區域時的首要條件。請參考以下建議：

- 創造出自己可以舒適坐下或躺下進行冥想的空間。

- 使用柔和的照明，也許可用調光器（dimmer）達到這目的。

- 移除會使人分心的事物。

- 盡量減少可能會破壞或干擾能量流的物件，像是電腦、平板電腦或手機。

- 將需要用到的工具放在附近，像是蠟燭、線香與鼠尾草。

- 用喜愛的物品裝飾空間，讓自己感到快樂、平靜與正面。

- 工作空間設立之後，使用第76頁的空間淨化方法清理能量。每當這個區域開始讓你感到淤滯時，再度淨化空間。

- 讓負面情緒遠離這個空間，例如不在這地方付帳或與伴侶吵架。

- 將這個空間──無論有多小──專門用來進行那些在能量層面屬於正面的活動，像是冥想、觀想及水晶療癒。

安頓自己的心智

對於設定自己準備要進行的水晶療法及其他能量工作之個人意願，安頓自己的心智至關重要。這樣的準備會創造出正面且積極肯定的空間，讓水晶能量能夠與你合作。你也許想用冥想（參見第25頁）、祈禱或誦咒等方式——只要能讓你處於正面及靈性的心態，並清除任何殘留的消極情緒，任何方式都可使用。或許你還會想要從肯定語句開始，像是「我很感謝今天運用這些水晶所做的能量工作為自己帶來正面的療癒振動。」

居家常備的水晶還有以下五種喔！

除了第43頁的水晶療法入門套組之外，還有其他數種水晶也適合居家常備。請考慮將以下五種水晶加入自己的收藏：

紫黃晶：它是黃水晶和紫水晶的完美組合，具有兩種水晶的療癒及能量特質。

綠色東菱玉：它是富裕及豐盛的水晶，可以幫助你在財務、健康、快樂及身心安適等方面有著成功與豐足。（譯註：東菱玉另名砂金石。）

黃虎眼石：它是幸運和保護的石頭。

彩虹螢石：包含多種顏色的它之振動能對準多種能量，包括健康、直覺、寧靜、創造力和靈性。

藍玉髓：通過鞏固慈心及無條件的愛來強化人際關係。

4
CHAPTER

智性、內心與
靈魂的水晶療方

在處理靈性、心智或情緒的課題，或是想要給自己的生活帶來正向改變的時候，你也許會發現本章所列的種種療方很有幫助。當然這些療方並不代表能替代合格的醫療保健專業人士所給予的建議或治療，然而當你運用較為傳統的方式解決特定挑戰時，它們可以成為你的有力協助。我想你也知道，改變不太會在一夜之間發生。這些療方可視為持續療程的一部分並可依需要重複施作，而且應當如此進行。

遺棄感 (Abandonment)

　　遺棄的感受可能源自近期某段親密關係的結束，也可能來自童年的失落感。不論如何，遺棄感出現時，會讓你感到失落、孤獨和空虛。請用以下祈禱文來提醒自己，無條件的愛之真正源頭在自己裡面，同時運用水晶療方，這樣可在難過的時候為你提供情緒及靈性的支持。

> 「我把無條件的愛給予自己，
> 並從宇宙接受無條件的愛。」

冥想

　　一邊冥想這句祈禱文、一邊手握象徵無條件之愛的粉晶。在冥想時，觀想自己被包在溫暖的粉紅色光裡面。維持這樣的觀想至少10分鐘或直到你感到平靜為止。

療方一：多種晶石的支持陣

　　在你工作或睡覺之處附近設立水晶陣。將粉晶作為中央石，並用阿帕契之淚、天河石、石榴石及紅玉髓在粉晶周圍排成正方形。這個水晶陣可用未經切割的原石或沒有特殊形狀的滾石，端視手邊可用的晶石而定。

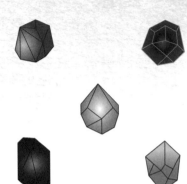

- **粉晶**代表無條件的愛
- **阿帕契之淚**用於釋放悲傷感受
- **天河石**療癒情緒層面的傷痛
- **石榴石**療癒個人歸屬感的課題
- **紅玉髓**用於壯大自身力量

療方二：粉晶、黃水晶及黑曜岩的脈輪能量工作

採取舒適姿勢仰臥。將粉晶放在心輪、黃水晶放在胃輪、黑曜岩放在海底輪。一邊深呼吸、一邊唸誦該祈禱文十遍，或直到感覺平靜為止。

 小祕訣：如果你不確定自己為何會有被遺棄的感受，就請閉上眼睛，默問自己的遺棄感從何而來。靜靜坐著，並觀察自己在關注的事物。有時候，釋放某種感受的最好方法就是認清它的來源並承認之。

豐盛 (Abundance)

雖然許多人將豐盛聯想為財富，然而這裡的豐盛係指生命中擁有許多好事，包含財富、健康、喜悅、愛、慈心、家庭、創造力，還有你個人希望在生命中經驗的其他正向特質。

「我感謝宇宙為我提供一切所需。」

冥想

採取舒適坐姿並握住一顆白水晶，它將放大你的觀想。請觀想自己以各種方式過著豐富的人生，並使心目中的影像盡量清晰與真實。在完成觀想之後，請默唸上面的祈禱文九遍（數字9在數字學是代表豐富的數字）。

療方一：黃水晶

將一顆黃水晶放在你家的財位。至於財位的找法，就是站在自宅大門並背對門口、面向家裡，那麼家中距你最遠、最左邊的角落就是你的財位。我也是按照這樣的計算，在自家臥室的壁櫥後面放一塊黃水晶簇。

療方二：石榴石與海底輪的能量工作

遲遲不來的豐盛，還有認為「必定不夠」的匱乏心態，是海底輪的課題。請仰躺並在海底輪放一顆石榴石。閉上眼睛，一邊深呼吸，一邊重複祈禱文至少10分鐘。

小祕訣：豐盛會回應吸引力法則（即「我們會吸引自己所關注的事物」之信念），因此你說話、思考與認定的方式會極大影響自己在生活中體驗到的豐盛。接受豐富的最大障礙之一，即是認定自己希望接受的任何事物，在這個宇宙都是有限的。當你相信自己能夠得到的東西只有那些時，就會限制宇宙可以提供的事物。請在發現自己想著關於豐盛的匱乏或限制之信念時，立即停止這類想法，並默唸前述祈禱文十遍，或是直到自己平靜下來為止。

虐待 (Abuse)

　　無論發生在情緒、心智或身體層面，虐待都會留下長久不消的疤痕。許多人在任何外來虐待停止很久之後，仍還背負虐待造成的影響，根本就是在繼續折磨自己。雖然本篇所載的能量工作對各種虐待類型都有效，然而不同種類的虐待所導致能量阻塞的脈輪也許會不一樣，例如性虐待可能會影響海底輪，而來自父母的體罰虐待可能會導致臍輪或胃輪的課題。以下這些療方，是專為那些正在努力面對過去虐待經驗的人們而設計的。如果你目前正受到虐待，請務必先去尋求專業人士的協助，這是非常重要的第一步。

「我放下過去的傷痛，迎接充滿著愛且更加正面的未來。」

冥想

　　閉上眼睛，讓自己感受過往遭虐經驗的悲傷和苦痛。留意自己身體的哪個部位感到疼痛。先深深地吸氣，並想像充滿愛的光隨著吸氣進來體內，流向任何感到疼痛的地方，然後再呼氣並重複唸誦祈禱文。請持續進行至少10分鐘或直到自己感覺到平靜為止。

療方一：石榴石

　　石榴石是強大的海底輪晶石，能幫助你釋放過去的傷痛並找回自己的力量。將一顆石榴石放進口袋隨身攜行、貼在個人工作所坐椅具的底面，或是放置在床邊。

療方二：多種晶石的脈輪能量工作

　　虐待會影響數個脈輪，若在受到影響的脈輪上運用晶石冥想，可幫助清除虐待所導致的種種阻塞。請仰躺，並將以下全部或部分晶石放在對應的脈輪。請依據自己正在經驗的那些與過往虐待有關的特定課題，自由選擇需要進行的脈輪及對應的晶石。

- 石榴石放在海底輪，這是個人歸屬感及自我認同感的位置。
- 紅玉髓放在臍輪，這是屬於個人力量的中心。
- 黃虎眼石放在胃輪，以支持自我價值感及形塑健康的個人界線。
- 粉晶放在心輪，以支持無條件的愛。
- 青金石放在喉輪，以支持說出自己的真話。

 小祕訣：許多人試圖藉由無視或壓抑過往的受虐經驗來避免痛苦，但不幸的是，這會使傷痛潛得更深且並固著下來。雖然處理虐待的痛苦看似很可怕，然而承認這種傷痛並向自己傳送無條件的愛，會是克服它的第一步。

接受與臣服
(Acceptance/Surrender)

艾克哈特・托勒（Eckhart Tolle）在其著作《當下的力量》（*The Power of Now*）探討痛苦的起源，他認為情緒及靈性的痛苦都是因為我們卡在再度經驗過去或擔憂未來，而不是臣服於當下。這也是佛教的核心教義之一。當生活發生困難時，個人可能很難接受，然而拒絕接受那已發生之事，會使我們陷在痛苦與負面心態中。接受與臣服是讓自己繼續前進的重要步驟。

> **「我如實接受當下，**
> **並放下自己無力改變的一切事物。」**

冥想

閉上眼睛，讓自己坐得舒服。專注於當前的情況，留意疼痛感在自己身體的位置。然後一邊重複唸誦上述祈禱文，一邊將疼痛想像成一團黑色的東西，它會在你吸氣並同時想像吸進白光時開始融解。呼氣時則想像黑色蒸氣從你的身體冒出來並消融於宇宙。這樣的做法大約持續10分鐘，或者直到自己感到平靜為止。

療方一：磷灰石

磷灰石是接受之石。將一塊放進心臟附近的口袋，或是繞頸佩戴磷灰石的飾品。

療方二：阿帕契之淚

這些觸感滑順的晶石能有效緩解失望並將其轉變為接受。請一邊握著阿帕契之淚，一邊重複唸誦以下的「寧靜禱文」（Serenity Prayer）：

上帝──
賜我寧靜，以接受自己無法改變的事物；
賜我勇氣，以改變自己能夠改變的事物；
賜我智慧，以知道如何分辨兩者的差別。

 小祕訣：很多人認為臣服是軟弱的表現，然而它事實上是力量的展現。臣服於無法改變的事情，會使你有力量朝向自己想要的未來前進，聚集精力在跨出正面且積極的步伐。

癮症（Addiction）

　　只要對某種藥物、活動、想法還是其他事物上癮，都會使你與自己的生活很快完全失衡。雖然身體及實質層面的癮症仍需對應的療程或療法予以處理，不過若能在靈性及情緒層面支持自己，將可以協助使那些對應的療程變得比較順遂。

「我釋放自己對於〔上癮事物的名稱〕的渴望。我放它走，它也放我走了。」

冥想

　　癮症會使所有脈輪出現失衡，因此若採取躺姿、在每個脈輪放置對應的晶石（譯註：對應脈輪的晶石請參考第28－29頁）並同時冥想上述祈禱文的話，可能有助於脈輪恢復平衡。在處理癮症時，也可以對特定脈輪下工夫，像是將紅玉髓放在臍輪、青金石放在喉輪，因為這是處理意志力及癮症的兩個脈輪。此冥想至少要進行10分鐘。

療方一：拉長石

在處理癮症的期間，整天隨身攜帶或佩戴拉長石。它可以在能量層面協助解除酒精或藥物對你的影響，以及減少自毀的行為。你也可以在睡覺時將拉長石放在枕頭下。如果你要去康復中心（rehab），請隨身攜帶拉長石以支持癮症解除的過程。請每天淨化拉長石，以去除那些與癮症課題有關的沉重能量。

療方二：紫水晶

人們很早就認為紫水晶可以幫助保持清醒，因此它被稱為清醒石。佩戴紫水晶的飾品或把它放進口袋隨身攜帶，讓你在戒斷期間獲得支持，並緩和上癮傾向與行為。你還可以創造紫水晶陣以獲得更多自制力與能量，陣形請選用讓你感覺強大的幾何圖形。

 小祕訣：癮症通常會有潛在的問題，像是悲傷、憤怒、怨恨或過往的虐待等等。除了運用上述的癮症療方之外，還請考慮使用那些對應潛藏問題的療方，例如若你的癮症是用來鈍化過往虐待造成的傷痛，那麼也請嘗試列於〈虐待〉的療法。

憤怒 (Anger)

　　憤怒是可以接受的自然情緒，而當我們讓自己充分經驗憤怒時，它就能輕易穿透身體並消散無蹤。不過，我們有時會卡在憤怒當中，直到它逐漸固化成怨恨。請要知道，抓著憤怒不放只會傷害你自己而已，並不會傷害你所生氣的對象，所以釋放憤怒很重要，讓你可以繼續過好自己的人生。

「我吸入平靜。我呼出憤怒。」

冥想

　　請以坐姿進行冥想，並將雙手輕輕放在自己的胃輪。先深深吸氣，並在吸氣時想像平靜流入自己的身體，然後大聲說出或內心默唸：「我吸入平靜。」呼氣時，則想像自己的憤怒從鼻子流出身體，並同時說：「我呼出憤怒。」按此要領持續做10分鐘或直到自己感覺平靜為止。

療方一：紅玉髓

紅玉髓是鎮定及落實接地的晶石，可協助你快速釋放憤怒。當你生氣時，將它握在手中，並讓自己充分經驗憤怒，直到它消散為止。

療方二：琥珀與黑碧璽

如果憤怒或負面情緒是從某個人向你發送過來，請戴上琥珀飾品或放一顆琥珀在口袋裡面隨身攜帶以吸收負面情緒與怒意，你就不會吸收到那些情緒。你還可攜帶一塊黑碧璽，它將完全阻擋負面情緒，不讓它們靠近你。在冥想時，用接受的手（非慣用手）握住琥珀、給予的手（慣用手）則握住黑碧璽，感受正面的能量從琥珀中流出，負面的能量則流入黑碧璽。

 小祕訣：別企圖避免生氣，因為這是必需的情緒。請在那一刻讓自己充分體驗及表達自己的憤怒，這樣你就可以放下它，並過好自己的人生。

焦慮 (Anxiety)

雖然三不五時感到焦慮是自然的狀況，但持續的焦慮會讓你無法活出最好的人生。在高度焦慮狀態底下生活會在身體及情緒層面造成負擔，使自己的身體蒙受傷害、腎上腺過勞，還有荷爾蒙失衡。焦慮可能會有多種外顯形式，像是社交焦慮、恐懼症、持續的擔憂，或是強迫心理（obsession）與強迫行為（compulsion）。焦慮是跟「個人保障」（security）的感受有關的海底輪課題，因此處理此脈輪可以幫助你感覺更加安心。（譯註：本書會提及security與safety，雖然這兩者常被譯為「安全感」，然而security是指「受到保障而感到安心」的狀態，safety則指「自身感覺安全」的狀態。）

「我在無垠的寧靜裡面放鬆下來。」

冥想

手握對應海底輪的晶石（例如石榴石）並安靜坐下。閉上眼睛，一邊吸氣，一邊觀想平靜流入身體。接著在完全呼氣的過程中，想像焦慮從自己身上流出來，同時唸誦上面的祈禱文。繼續這樣的觀想至少10分鐘或直到焦慮退去為止。

療方一：藍紋瑪瑙

藍紋瑪瑙具有寧靜的藍色，反映出它的鎮靜、安撫性質。佩戴藍紋瑪瑙的飾品或放一顆藍紋瑪瑙在口袋隨身攜行有助於緩解情境導致的焦慮，像是求職面試的緊張情緒或是旅行的相關壓力。

療方二：青金石與白水晶陣

用大塊的青金石（不論形狀）當成中央石，並以八顆白水晶晶柱繞著青金石排成圓陣，白水晶晶柱的尖端朝向圓陣外面。白水晶會放大青金石的鎮靜特性，並發送到周圍區域。

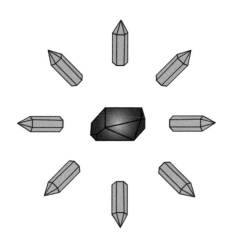

療方三：黑碧璽

在感到焦慮時，將黑碧璽放進口袋裡面隨身攜行。它是可以吸收任何負面情緒的接地晶石。

設立界線
(Boundaries, Setting)

　　設立適當的界線，對於你自己的身心安適幸福以及健康人際關係的建立相當重要。若要設立自己與他人的界線，就先得了解自己的限度。藉由了解自己的限度與設立界線，你就能教導別人知曉你個人希望被對待的方式。我們有時會出於希望別人喜歡自己的考量，而難以設立及保持界線，然而這樣的做法是學習尊重自己及相應的人際關係之重要步驟。

> ## 「我以良善、
> ## 慈心與自信來堅定表示我自己。」

冥想

　　你的胃輪是自我認同感的來源，是你學習及理解個人界線的地方。而你會從喉輪以正直無愧的心態表達自己的界線。請舒適地仰躺，雙手輕放在胃輪上。閉上眼睛，把注意力集中在自己的胃輪上，然後深深吸氣並問：「我的界線是什麼？」繼續躺著並保持正常呼吸，專注於胃輪，直到你覺得自己知道答案。接著將雙手和緩地沿著身體中線向上滑動，然後輕放在喉輪上，然後重複上述祈禱文十遍或直到自己感到平靜為止。

療方一：黃水晶

在試圖了解自己的界線時，請於枕頭下放一顆黃水晶。而當你入睡的時候，向宇宙請求協助你了解自己的界線，並在醒來時寫下自己的發現。每晚重複上述步驟，至少維持一週。

療方二：蘇打石與粉晶

一旦確定自己的界線，就能運用粉晶傳達慈心、運用蘇打石來強化溝通並使其清晰。每當你需要堅定表示自己的界線時，就將這兩顆晶石放進口袋裡隨身攜行，它們將協助你以良善、清晰與愛做這件事。

回歸中心 (Centering)

　　回歸中心是讓自己的身、心、靈平靜下來，並進入自身平靜中心之過程。當你回到中心時，就是處於平靜與放鬆的狀態，但仍保持警醒。在這狀態下，你更容易了解自身周遭的能量流與資訊流，且更容易對準自己的創造力、感受與直覺，也更容易接收來自神的訊息。

> 「我放鬆自己的身、心、靈，
> 並找到自己的中心。」

冥想

　　閉上眼睛，採取舒服的坐姿，注意自己的呼吸。在開始放鬆時，將上述祈禱文重複唸誦幾次直到自己感到放鬆下來，並持續專注在自己的中心，也就是位於胃輪及臍輪之間的區域。

療方一：藍紋瑪瑙

藍紋瑪瑙是帶來平靜、鎮定的晶石，也能幫助你回歸中心。請單手握住晶石，閉上眼睛深呼吸，容許那股平靜洗滌自己。你可以維持任何姿勢一段時間——甚至站立也行——使自己回歸中心。如果經常偏離中心，則隨身攜帶一顆藍紋瑪瑙，讓自己能在需要找回中心的時候握住它。

療方二：白水晶

在一天的開始時，運用簡短的白水晶冥想使自己回歸中心。採取舒適坐姿，並用接受的手（非慣用手）握住一顆白水晶。閉上眼睛並深呼吸十次，將注意力集中在自己的中心，感受白水晶的能量流向那裡。

 小祕訣：一般來說，落實接地與回歸中心會是一起進行的活動。請在回歸中心之前先做落實接地（參見第132頁）。

接受改變
(Change, Accepting)

　　許多人發現改變很困難，因為他們害怕未知，所以寧願堅持自己已知的事情，儘管這樣會為自己帶來痛苦或不適，也不要面對不確定的未來。然而，改變是生命中相當自然的必要部分，「變動不居」（constant change）即是宇宙的本質，沒有改變，我們就無法成長。

> 「我感激生命中的改變，
> 因為它是使我得以正向增長、壯大自身
> 力量（positive empowerment）的來源。」

冥想

　　閉上眼睛，採取舒適的坐姿。將雙手輕放在心輪上。深深呼吸，並觀想純淨的白色能量從上方流瀉下來，穿過頂輪、通過雙臂與雙手，並進入自己的心輪。安靜坐著並重複上述祈禱文至少10分鐘，或者直到感覺平靜為止。

療方一：西瓜碧璽

在人生出現劇烈變化的時期，請隨身攜帶一顆西瓜碧璽或用項鍊掛上西瓜碧璽並佩戴之。它將協助為你所面對的事態帶來接受和清晰。

療方二：葡萄石與白水晶陣

這是由葡萄石中央石及三顆白水晶單尖晶柱構成的簡單水晶陣，白水晶單尖晶柱在中央石周圍排成三角形，且尖端朝外。葡萄石能提供內在力量以及對於新環境的接受，而白水晶單尖晶柱會放大葡萄石的力量。單尖晶柱會將能量朝尖端所指方向發送出去，而這裡的白水晶單尖晶柱則是將能量發送到周圍區域。

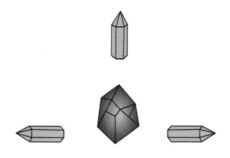

引發改變
(Change, Bringing About)

　　有時候，你會在遇到困境時知道自己必須改變。然而那些為了達到改變而需要採取的實際步驟，對你來說也許會很困難，因為自己目前所在之處實在太舒服了。每個人總會有需要一點幫助來開始這過程的時候，然而一旦這樣做了，就會發現自己為改變所做的努力是值得的。

> ##　「我有動力為自己的成長
> ##　　做出需要的改變。」

冥想

　　閉上眼睛，採取舒服的坐姿。保持自然呼吸，放鬆自己的身體與心智。觀想自己想要改變的面向，並想像你自己做出改變，將觀想帶往合乎邏輯的結論。讓自己感受到做出改變所帶來的喜樂與能力增進。在觀想之後，重複祈禱文九遍（數字9在數字學是「完成」的數字）。

療方一：藍色或綠色東菱玉

　　藍色及綠色東菱玉是機會之石，而變化總是關乎機會。睡覺時在枕頭下放一顆藍色或綠色東菱玉，以幫助你在潛意識層面那股意欲引發改變的意志力覺醒。

療方二：藍色藍晶石

　　運用藍色藍晶石來協助消解舊有習慣與信念，因為它們通常會阻礙你在生活中做出改變。用接受的手（非慣用手）握住藍色藍晶石進行冥想。在吸氣的時候，重複默想「我歡迎對我有用的新想法」，並在呼氣時重複默想「我釋放對我不再有用的事物」。

 　　小祕訣：就大多數的情況而言，那是你的心態在阻止改變，所以用不同的方式思考變化也許會有幫助。與其將改變視為必要的邪惡或令人恐懼的事情，不如換成相信「改變總是一個能為生活帶來正向嶄新能量的機會」之心態。

淨化空間
(Cleansing, Space)

　　淨化某個新空間，可以協助它移除過去居住者的任何消極情緒而成為你自己的空間。不論是新家或公寓、新辦公室或教室，還是你會長時間待在裡面的其他空間，淨化都是最好的準備方式。當某個空間在經歷負面情緒（例如生病或是與親人爭吵）一段時間之後，你也可以使用淨化來更新空間。

「*愛之光充滿這個空間。*」

冥想

　　坐在某個空間的中央，閉上眼睛，保持正常呼吸。觀想一束白光從上方灑落，並充滿周遭的空間，將先前留在那空間的能量推出去。請一邊觀想、一邊重複唸誦這祈禱文10分鐘，或者直到自己的直覺告知這空間已被淨化。

療方一：白水晶

　　將一塊白水晶簇放在某房間的中央位置，或將數顆白水晶巧妙佈置在該房間的周圍（或是兩種方法都做）。在將白水晶放至定位之後，就閉上眼睛，站在該房間的中央，與擺好的白水晶一起冥想。

療方二：煙薰之後運用黑碧璽

　　點燃一束鼠尾草混合雪松、鼠尾草混合甜草，或鼠尾草混合薰衣草的煙薰棒。再將煙薰棒的火焰吹熄，使其保持悶燒。然後沿著房間的周圍，一邊以順時針方向走動，一邊將冒煙的煙薰棒在房間周圍及每扇門窗以順時針方向揮動。同時一邊反覆唸誦上述祈禱文，一邊觀想純粹的光進入這房間。在薰過整個空間之後，將黑碧璽塊放在該空間的四個角落以阻止負面能量進入。

靈性及情緒淨化
（Cleansing, Spiritual and/or Emotional）

就像你需要洗澡來潔淨身體一樣，有時你也可能感覺自己需要某種情感或靈性方面的淨化。淨化有多種方法可用，能幫助你消除任何殘留不去的負面情緒，使自己感覺神清氣爽、煥然一新。在經歷一段時間的負面情緒之後，或是覺得自己要更新直覺、創造力或其他方面時，請考慮淨化。在與負面的個人互動之後，我總會淨化自己以協助洗除他們的能量，使我能專注在自己的能量。

「我為自己灌注純粹潔淨的白光。」

冥想

閉上眼睛，觀想上面降下白光，透入你的頂輪進入身體裡面。然後觀想白光向下穿透每個脈輪，它貫穿你的身體並進入地球。這段冥想大約進行10分鐘。

療方一：白水晶與煙晶

在放滿水的浴缸溶解1/4杯的喜馬拉雅玫瑰鹽或海鹽。然後坐在浴缸裡面，並在水中放入一塊白水晶與一塊煙晶。用10分鐘的時間，一邊閉上眼睛享受浸浴，一邊重複前述祈禱文。結束時，從浴缸中取出水晶，將水排掉，人繼續留在浴缸中，直到水排乾再起身。在這之後，請淨化你的水晶（參見第48頁）。

療方二：透石膏

冥想時使用透石膏，可增加冥想的淨化效果。在冥想的期間，可用接受的手（非慣用手）握住透石膏，或是躺在地板上，將它碰觸到自己的頂輪。你也可以拿另一塊透石膏碰觸自己的海底輪，讓能量穿透所有脈輪以淨化它們。

療方三：血石

血石可協助你淨化氣場。用接受的手（非慣用手）握住一顆血石，然後閉上眼睛，觀想血石傳來的純白能量遍佈全身上下，然後擴散到你的氣場。

慰藉 (Comfort)

　　人們經常在難過的時候向他人或物件尋求慰藉。雖然自己與他人建立的人際關係是人之所以為人的重要部分，但在哀傷的時候，你還是可以成為最挺自己的慰藉力量。運用晶石可以幫助你意識到最重要的安慰源頭就藏在自己的裡面，協助你連結自己的神聖力量泉源，以帶來平靜與接受。

「我感謝神，祂是我的慰藉來源。」

冥想

　　閉上眼睛，採取舒適坐姿，將接受的手（非慣用手）放在頭上，將給予的手（慣用手）放在心上。保持自然的呼吸，一邊重複上述祈禱文、一邊觀想柔和的綠光從上方灑落並透過頂輪進入自己的身體。讓綠光通過幾個脈輪向下流進心臟，並且還經過你的雙臂及雙手而進入心輪。以坐姿維持這樣的觀想至少10分鐘或直到自己感到安慰才停為止。

療方一：透石膏與綠色東菱玉的脈輪能量工作

　　個人與神的溝通係從自己的頂輪而來，並且會往下流入心輪。這個水晶冥想能夠透過頂輪，將平靜吸引下來，為你的心輪帶來情緒層面的安撫。請仰臥，並將透石膏放在地板上剛好碰觸頭頂頂輪的位置，綠色東菱玉則放在心輪。感受兩塊晶石沿著身體中線的能量流動。

療方二：阿帕契之淚

　　阿帕契之淚非常適合緩解悲傷與提供慰藉。請隨身攜帶阿帕契之淚，並且盡量貼近自己的心，像是塞進襯衫口袋或胸罩裡面。

 小祕訣：無論你選擇如何稱呼神聖根源（像是上帝、佛陀、基督、神聖能量、神聖根源、女神等等），你與神聖根源的連結總會為你提供慰藉。基督徒稱這概念為恩典，而藉由恩典，神聖根源可以減輕痛苦和悲傷。無論你如何定義神聖根源，就藉由祈禱或冥想，允許自己連結它，讓神聖能量在你最為悲傷的片刻為你洗滌全身。

改善溝通
（Communication, Improved）

　　就發展及培養出可以運作的健康人際關係而言，有效的溝通相當重要。它可以幫助你的職涯，使你更不費力地向他人分享自己的想法與概念。雖然喉輪主掌個人的真話及有效的溝通，若你還透過頂輪為溝通尋求更高層面的引導，溝通將會更加有效。

「我清楚且鎮定說出自己的真話。」

冥想

　　用於頂輪的紫水晶能協助你獲得指引與靈感，有助於引導自己的言語及溝通，而青金石是喉輪的晶石，可以幫助你清晰溝通。閉上眼睛，採取舒適坐姿，在你的頂輪放一顆紫水晶，然後用手握住一顆青金石接觸自己的喉嚨，重複唸誦這個祈禱文達10分鐘，若覺得有需要的話可以拉長時間。

療方一：粉晶與蘇打石

　　若以真實與愛的心態來說話，就有可能進行有效的溝通。如要將愛帶入自己與他人的互動當中，請試試以下的冥想：採取仰臥姿勢，並在心輪放一顆粉晶、喉輪放一顆蘇打石。然後閉上眼睛，重複唸誦祈禱文「我以愛溝通」達10分鐘。

療方二：海水藍寶

　　每當需要溝通時，請在頸上佩戴海水藍寶的項墜，或將海水藍寶放進口袋裡隨身攜行。像是公開演講、重要的工作面試，或需要與親人進行重要對話時，就適合使用海水藍寶。

 小祕訣：這裡有個需要記住的重點：溝通是雙向道路，傾聽跟說話一樣重要。如果你說得好，但因傾聽不佳而經常導致溝通錯誤的話，那麼運用藍色的喉輪晶石可以幫助改善溝通的傾聽面向。

慈心 (Compassion)

　　慈心與無條件的愛有著緊密的聯繫，而後者是心輪的功能。慈心使你能深刻地為他人感同身受，並以善意及關懷對待之。我們有時可能很難對準慈心，特別是跟生活中那些難以相處的人們有關的時候。然而，以慈心做出回應——即使對象是你生命中最難相處的人——可以讓自己的人生得到療癒。

> **《我裡面的神性火花認出你裡面的**
> **神性火花。》**

冥想

　　閉上眼睛，採取舒服的坐姿或躺姿。觀想你想對哪位對象培養自己的慈心。然後當你唸誦上述祈禱文時，觀想你的心發出純淨白光，並進入那個對象的心，讓白光在你們之間來回流動並將你們兩人完全包在裡面。維持這樣的觀想大約10分鐘。

療方一：粉晶的心輪能量工作

以接受的手（非慣用手）握著一塊粉晶，輕輕將它壓在自己的心輪上。將給予的手（慣用手）舉在面前，手掌朝上。閉上眼睛，想像能量從粉晶流入心輪，然後從給予的手流向宇宙，直到它抵達你想經驗慈心的對象。維持這樣的冥想大約10分鐘。

療方二：天青石

天青石可以幫助療癒人際關係並培養慈心。當你要與需要培養慈心的人共度時光時，請在你的口袋中攜帶一小塊美麗的淺藍色石頭。

 小祕訣：「我身上的神性火花識別出你身上的神性火花」是*namaste*這個字的意思。這是一個提醒，每個人都有相同的神聖火花，即使我們看起來彼此不同，但實際上我們都是一體的。冥想你與地球上每個人的一體性可以幫助你培養對所有人的慈心，即使對象是你最感到沮喪或憤怒的人亦是如此。

自信 (Confidence)

　　自信來自你的胃輪，是培養自己的個人身分認同感和自我價值感的地方。而屬於心輪的「正直、無愧」（integrity），也會影響自信，因為當你無法活出自己的真理、無法說出自己的真話時，自然很難有自信。若要變得更有自信，請密切注意這兩個脈輪，亦即了解自己，然後正直無愧地活出那屬於你的真理。

> **「我散發自信，因為我知道自己**
> **正在活出自己的真理。」**

冥想

　　閉上眼睛，安靜坐下或躺下，並將黃水晶放在心輪、青金石放在喉輪。然後觀想自己以相信自己所作所為無愧天地的自信態度過著每一天的日常生活。觀想請盡量詳細。完成觀想之後，唸誦上述祈禱文十遍。

療方一：月光石

　　每當你需要額外增強自信時，請佩戴月光石飾品或將月光石放進口袋隨身攜行。它是可以鼓勵你的晶石，並為你對於自己的信心提供力量。

療方二：赤鐵礦

　　赤鐵礦是非常強大的晶石，有助於建立及增強自信。晚上睡覺時在枕頭下放一塊赤鐵礦，以幫助你在睡眠期間建立自信心。早上醒來時，在起床之前重複前述祈禱文十遍，再開始進行日常事務。

困惑或混亂 (Confusion)

　　生活有時讓人感到困惑、混亂。無論這股困惑、混亂是否有著屬於情緒、心智、靈性或身體層面的原因，它都會使你困在原地而無法前進。如果獲得「清晰」的話，你就能克服困惑、混亂所引發的不行動，並以具有生產力的正面態度走出自己的人生。

> ## 「我看清楚自己的人生與選擇，
> ## 並滿懷自信地邁步前進。」

冥想

　　請從自己的高我與神尋求指引，這樣能幫助緩解困惑、混亂並帶來清晰。閉上眼睛，安靜坐著，維持正常呼吸。觀想純淨白光從上方流入自己的頂輪，並將白光帶到自己的眉心輪。然後一邊專注於眉心輪、一邊重複這個祈禱文至少10分鐘，或者直到自己的困惑、混亂消除為止。（譯註：由於眉心輪相當細緻，對它的專注請維持清醒留意的程度即可，如果變成緊盯不放、太過用力的話，頭部會不舒服。）

療方一：紫黃晶

　　紫黃晶有助於增長清晰，從而消除困惑、混亂。它同時作用在眉心輪與胃輪，協助你增長洞察力，並對自己的洞見充滿自信。當你困惑、混亂時，將紫黃晶放進口袋隨身攜行或是將它的飾品佩戴在頸部。而當你開始感覺困惑、混亂的時候，則將紫黃晶握在手中，並閉上眼睛，重複前述祈禱文十遍，或是直到自己感到平靜為止。

療方二：透石膏

　　透石膏是高振動的晶石，可將你連接到更高層次的智慧源頭。如果感到困惑，請握著一塊透石膏，閉上眼睛靜坐或站立5到10分鐘，一邊深呼吸、一邊重複唸誦前述祈禱文。如果你經驗到持續不斷的困惑、混亂，也可整天隨身攜帶一塊透石膏。

　小祕訣：如果你在睡醒時常有困惑、混亂的感覺，請睡覺時在枕頭下放一塊紫黃晶或透石膏，幫助自己在睡眠時獲得清晰。

與神連結
(Connection, with the Divine)

我們每個人的內在都有著神的火花。地球上的每一活物及物體都是由同樣的能量材料所組成的，而這些能量材料直接來自那個源頭。個體與神的連結能發揮從平衡情緒到體驗恩典、感激、喜悅與奇蹟等許多作用。每天花些時間以祈禱或冥想與神連結，可以極大強化你的生命。

「我歡迎神的臨在。
我在神裡面，
一如祂在我裡面。」

冥想

採取舒適姿勢安靜坐下，保持正常呼吸。進行落實接地及回歸自己的中心。接著觀想一道白光從上傾瀉下來，穿透自己的頂輪。讓白光灌滿全身並溢流而出，將自己完全包攏起來。在觀想的同時，請重複上述祈禱文。在白光裡面至少坐10分鐘，最後再次進行落實接地及回歸自己的中心以完成冥想。

療方一：超七水晶

這種非常高振動的水晶裡面包含七種不同類型的晶石。它會將你的氣場與靈魂朝向更高層次的影響力敞開，同時還會喚醒直覺。如要運用這塊強大的晶石頭，請在冥想期間用接受的手（非慣用手）握著它，以幫助你與神連結。

療方二：赫基蒙水晶

赫基蒙水晶是另一種非常強大的高振動水晶。請在冥想或祈禱時用接受的手（非慣用手）握住它。

 小祕訣：由於這些水晶具有如此高的振動，所以你也許會希望改成較為短暫的使用時間，至少一開始是這樣。剛開始用5到10分鐘運用水晶即可，然後逐步增加到維持比較久的30至60分鐘。

與自身靈魂連結
（Connection, with One's Spirit）

　　人是由身、心、靈組成。一般來說，人們擅長與其中一、兩個部分（通常是心智與身體）連結，然而在與靈魂連結時效果不彰。你與自身靈魂的連結可以讓你活得正直無愧，走上自身靈魂想要前進的道路，而那條道路會通往你在更高層次的生命目的。

> ## 「我感謝自己的一切行事都有高我的指引。」

冥想

　　採取舒服的坐姿，閉上眼睛。將注意力向自己的內在聚焦，讓自己向內旅行到靈魂所在之處。在集中注意力的同時，重複前述祈禱文，並持續至少10分鐘。

療方一：彩虹螢石

　　由於彩虹螢石會作用在心輪到頂輪的所有上方脈輪，它非常善於為你連結你的高我。晚上在枕頭下放一顆彩虹螢石，並在入睡時重複前述祈禱文。請在床邊放一本日記，以便記錄在睡醒時得到的任何洞見。

療方二：天青石

　　天青石也能幫助你與高我溝通。請在冥想時，用接受的手（非慣用手）握住一小塊天青石，並留意自己收到的任何訊息。

小祕訣：你的靈魂一直等著為你提供指引，而你也可以就特定課題尋求指引。請嘗試在入睡時向你的靈魂詢問某個問題，然後睡醒時記錄自己的任何夢境或洞見。將一塊彩虹螢石或天青石放在枕頭下可能有助於放大這些訊息，而在睡覺時接收訊息可以幫助消除任何可能在你清醒時阻擋訊息的事物（例如小我）。

知足 (Contentment)

　　過著知足的生活，代表你對自己及周遭環境感到快樂且平心靜氣。然而，知足並不意味著停滯，相反地，在任何情況下都保持心平氣和是一種有意識的選擇。請將知足想像成在動盪中保持平靜的能力，就像處在龍捲風裡面的岩石一樣靜止不動，周圍的一切都在龍捲風裡面打轉，而岩石依然穩固地矗立在地上。

「我在所有情況下
都能經驗知足與平靜。」

冥想

　　另一種觀想知足的方法，則是將它觀想成一根在風中彎下身子的蘆葦。它會彎下，但是永不折斷，等到風暴過去，它就會直立起來面向太陽。請安靜舒適地坐著，維持正常呼吸。一邊重複上述祈禱文，一邊觀想狂風當中一根總是彎曲、但從不折斷的蘆葦，而且它總會直立起來面向太陽。這樣的觀想至少要維持10分鐘。

療方一：紫水晶

紫水晶是具有多種用途的晶石，特別適合用於建立平靜及知足的感受。請佩戴紫水晶飾品，例如胸墜或耳環，或將一塊紫水晶放進口袋隨身攜行。

療方二：綠色東菱玉的心輪能量工作

綠色東菱玉會運作在心輪，賦予無聲的知足與寧靜，增長無條件的愛。請躺在地板上，並將綠色東菱玉放在心輪，然後閉上眼睛且重複前述祈禱文達10分鐘。

療方三：粉晶

這種象徵無條件之愛的平靜水晶，也能幫助你無條件地愛著自己的生活和周遭環境。請將一顆粉晶放進自己的口袋裡面，或是把它放在你會待上很長時間的地方。

勇氣（Courage）

　　具有勇氣並不代表不害怕。相反地，這意味著即使面對恐懼也要採取行動。有人需要勇氣來進行日常小事，還有些人則需要勇氣來改變自己的生活或面對新的情況。不論你為何需要勇氣，找到力量以執行支持自身真理的行動，對於自身在靈性道途的進展至關重要。

> ## 「我感謝高我賜予勇氣，
> ## 使我能為自身靈性道途的進展
> ## 去做一切必需之事。」

冥想

　　閉上眼睛，安靜下來，以舒適姿勢坐著。唸誦上述祈禱文十遍，想像自己以新獲得的力量完成自己害怕進行的任何事情。完成觀想後，再唸誦祈禱文十遍，或是直到自己感到有力為止。

療方一：血石

血石是海底輪與心輪的晶石，兩者都與勇氣的發展有關。海底輪協助你克服恐懼，而心輪使你能以愛與決心來行動。冥想10分鐘，在這期間將血石用接受的手（非慣用手）握住，同時反覆唸誦祈禱文。

療方二：雪花黑曜岩

雪花黑曜岩是海底輪的晶石，可幫助你落實接地，使你能克服恐懼以採取行動。每當需要額外的勇氣時，就將雪花黑曜岩放進口袋隨身攜行。

療方三：紅玉髓

紅玉髓是海底輪與臍輪的晶石，讓你能專注於完成自己需要做到的事情，無論你原本有多麼害怕那些事情。當你想要鼓起勇氣要求工作加薪或升職時，請將紅玉髓放在口袋裡面隨身攜帶，它在這方面是很棒的晶石。

創造力 (Creativity)

人類天生就有創造力，因為我們每天都在為自己是誰、自己是何等人物創造答案。不過，我們有時會卡住，創造力看似枯竭殆盡。創造力是臍輪的課題，因此使用紅玉髓之類的臍輪晶石就能幫助激發創造力。

> 「感謝宇宙為我
> 提供無限的創造力源泉。」

冥想

手握紅玉髓，閉上眼睛安靜坐著，注意力放在臍輪。在吸氣時，想像創造力從宇宙流入臍輪。呼氣時，想像創造力從臍輪流向全身。在呼吸過程中，唸誦上述祈禱文十遍，或者直到感覺平靜為止。

療方一：紫黃晶

紫黃晶是天然形成的晶石，由紫水晶和黃水晶兩種激發創造力的水晶構成。為了激發創造力，請將紫黃晶貼在辦公座椅的底面。如要在睡覺時獲得靈感，請在枕頭下放一塊紫黃晶。

療方二：菫青石

菫青石也被稱為水藍寶石，是強大的創造力推動器，可以幫助激發靈感。每當你需要一點額外靈感時，就佩戴菫青石飾品或把菫青石放進口袋隨身攜行。

 小祕訣：如果你從事創意工作，像是寫作或平面設計，請用一只碗盛滿創造力晶石（像是紫黃晶與玉髓）的珠子放在桌面。

否認 (Denial)

　　否認是對自己撒謊的方式之一，這樣的行為並非出於惡意，反倒是我們的自我為自己設下的保護措施，使我們免受那些可能在潛意識層面上認為自己會受到傷害的訊息之影響。雖然否認是自我保護的機制，然而它幾乎都不會有建設性的結果。唯有超越否認並看清楚某事況的實相，才是能夠有效克服及超越該事況的唯一途徑。

「我以慈心看清自己
與自身生活的所有面向。」

冥想

　　站在鏡子前面，深深望進自己的眼睛。首先說出上述祈禱文，並肯定你對自己的愛、善意與慈心。接著大聲說出自己一直在否認的任何事情，然而心態須保持善待自己，始終與鏡子中的自己保持眼神接觸。望進自己的眼睛5分鐘，並在期間反覆唸誦祈禱文。完成之後，將自己落實接地、回歸中心，並觀想自己被包攏在充滿愛意的純淨白光裡面。

療方一：彩虹螢石

　　彩虹螢石因有多種顏色，能同時作用在多個脈輪。若以否認為例，彩虹螢石裡面的紫色能協助你從眉心輪獲取靈性洞見，藍色則藉由喉輪幫助你活在自身真理當中，而綠色作用在心輪，幫助你以慈心看待自己。上述這些對於克服否認都很重要。在進行前述冥想時，用接受的手（非慣用手）握住一塊彩虹螢石直到冥想結束，或者將它放進口袋整天隨身攜行。

療方二：菱錳礦

　　菱錳礦可以消除那些導致否認的種種障礙。晚上睡覺時把它放在枕頭下，早上在記事簿寫下自己得到的任何啟示，然後觀想自己被包攏在充滿愛與療癒的白光當中。

 小祕訣：如果你的生活圈有某個人正在經驗對於某問題（像是上癮）的否認時，請給當事人一塊菱錳礦或彩虹螢石，幫助他在看事情時可以更加清楚。（譯註：在這樣做之前，也許先看看自己是否也在否認某些其實需要面對的課題，會比較好喔。）

沮喪 (Depression)

　　每個人總有感到一點憂鬱的時候，然而當這種悲傷持續下去，可能會發展成慢性的沮喪。沮喪會影響身、心、靈，造成揮之不去的身體疼痛及厭倦，使你無法有充滿活力、快樂及成果豐碩的生活。如果你正在經歷短期或長期的沮喪，請結合專業的治療來嘗試這裡所列的療方。

「我尋找並享受日常生活當中
隨手可得的一切歡愉及幸福。」

冥想

　　感恩在這課題是很好的做法，它能幫助你找到日常生活裡面的小小歡樂。閉上眼睛，安靜坐下，然後大聲唸出上述祈禱文，接著說：「我很感謝〔自行填空〕。」請為那些給你帶來平安及喜悅的大小事情，盡可能多加表達自己的感激。最後再反覆唸誦祈禱文作為結束。

療方一：琥珀

　　琥珀是快樂的晶石，可以幫助你提升情緒。每當你需要在情緒方面推一把時，就佩戴琥珀的飾品。

療方二：白水晶陣

　　在心智、情緒及靈性療癒方面，白水晶是很棒的多用途水晶，可以幫助緩解許多與沮喪相關的問題。請製作以下的簡單圓陣，即中央是比較大塊的白水晶，周圍則有八顆白水晶單尖晶柱，將這些單尖晶柱的尖端指向圓外，將能量引導到房間當中。請把此陣設在自己睡覺或工作的地方附近。

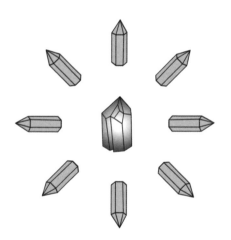

療方三：煙晶

　　煙晶會吸收負面能量並用正面能量替換。請一直隨身攜帶煙晶，像是佩戴煙晶飾品或放一塊煙晶在口袋裡面。請務必每天淨化水晶，尤其是具有嚴重沮喪的情況。

絕望 (Despair)

　　絕望出現在失去所有希望的時候，你可能會感到黑暗無光且難以行事。它會剝奪你的動力，使你感到空虛與孤獨。而對抗絕望的方法，則是開始與任何讓自己感到有希望的事物重新建立連結，無論那事物看起來多麼渺小或微不足道。一旦你能讓希望重新進來，就已走在恢復的路上。絕望是非常嚴重的情緒狀態，可能需要心理健康領域的專業照顧。如果一直想著要傷害自己，請務必尋求心理健康專業人士的輔導。

> *「每個結束都會冒出新的開始。*
> *我懷著感激歡迎自己的新開始。」*

冥想

　　與其靜坐冥想，不如起身尋找美。前往你覺得特別美麗的地方，在那裡待上一段時間，或是聆聽一首自己喜歡的音樂。當你經驗到美的時候，反覆唸誦上述祈禱文至少10分鐘。

療方一：煙晶

　　絕望是非常負面的情緒，而煙晶可以幫助吸收負面情緒並將其轉化為正面能量。睡覺時把煙晶放在枕頭下，日常生活時則隨身攜帶它並記得每天淨化水晶。

療方二：天青石

　　天青石可以幫助喚醒希望。當你處於最深的絕望時，務必把天青石放進口袋隨身攜行。請記得每天淨化它。

療方三：粉紅色方解石

　　粉紅色的方解石可以幫助你在絕望中找到希望，同時讓你想起世上還有無條件的愛。睡覺時把粉紅色方解石放在枕頭下。

洞察 (Discernment)

　　洞察力讓你能對種種情況做出恰當的判斷及正確的選擇，是獲取智慧的必備能力。合宜的洞察來自於你的高我，這是直覺的過程。至於對準來自你的靈魂與神的訊息，係屬眉心輪與頂輪的能力，而這樣的對準可以改善洞察力，使你可以做出合乎自身道路的選擇。

> ## 「我能在任何情況下看清真相，
> ## 　因此做出很好的選擇。」

冥想

　　練習正念（mindfulness）冥想可以改善洞察力。安靜坐下，注意自己的呼吸，但不去試圖控制它。當念頭升起時，留意它們，但讓它們自然飄散，不去試圖控制它們。按此要領進行10分鐘，然後唸誦上述祈禱文十遍。

療方一：白水晶與紫水晶的脈輪能量工作

　　將一塊白水晶放在地板上，然後仰躺在地，使白水晶剛好接觸到自己的頂輪，然後在眉心輪放一顆紫水晶。反覆唸誦前述祈禱文約10分鐘，並感受能量流進自己的頂輪與眉心輪。

療方二：堇青石

　　堇青石是眉心輪的晶石，可以帶來洞見並幫助你將其轉化為智慧。堇青石是常用於飾品的美麗晶石，所以如果你找到堇青石的項鍊或耳飾，就佩戴它們。不然的話，請於晚上將堇青石放在枕頭下，入睡時重複前述祈禱文。並在床邊放記事本，以便醒來時寫下任何洞見。

 小祕訣：如果你正為那些需要洞察力或智慧的課題焦頭爛額，請整天隨身攜帶用於冥想的白水晶與紫水晶。並且手邊總是留一張用於速寫的紙張或放一本記事簿，讓你在洞見出現時方便記下，等到不忙的時候再讀。

飲食失調 (Eating Disorders)

　　飲食失調從表面來看雖似與食物有關，但它的根源常會在靈性、心智與情緒方面。由於飲食失調直接威脅到你的身體健康，因此在處理這狀況時須尋求合格的醫療專業人士的協助，這一點非常重要，至於本篇所列這些療方與冥想則可作為輔助療法來用。

「我的身、心、靈都很美，
而且我用無條件的愛祝福自己。」

冥想

　　每當感受到自己很想去做那些與飲食失調相關的強迫行為時，請在採取行動之前停下來。閉上眼睛，將雙手輕輕放在心輪上，做三次完全的深呼吸。想像白光從頂輪進入身體，並在你反覆唸誦祈禱文的同時將你完全包攏起來。請持續這樣做直到那股衝動過去。

療方一：粉晶

由於飲食失調通常會跟缺乏對於自己的愛有關，因此將粉晶放在心臟附近（放在襯衫口袋或胸罩裡面），可以幫助你找到無條件的自愛。當你感覺到衝動，很想做那些與飲食失調有關的強迫行為時，請在進行上述冥想時，手握粉晶並搭在心輪上。

療方二：紅玉髓

紅玉髓是促進自我接納並協助個人保持積極的晶石。請把紅玉髓一直帶在身邊——白天放在口袋裡面、晚上放在枕頭下——以協助自己的恢復過程。

 小祕訣：由於與飲食失調相關的能量往往非常強大，所以你每天運用的任何晶石都要淨化與充能。若有數顆晶石可供輪流使用的話，也許會比較便利，因為這樣就能隨時都有一塊已經淨化與充能的晶石可供使用。

情緒平衡
(Emotional Balance)

　　當生活失衡時，事情往往會開始出錯。維持情緒的平衡可以幫助你保持穩定一整天，讓你能夠清晰思考、發揮創造力、體驗感恩並享受人生。雖然人生歷程總會有情緒高低起伏的時候，但保持情緒的平衡可以讓你一直回歸自己的中心。

> 「我允許自己的情緒
> 成為自己的成長機會，
> 然後我會回歸自己的中心。」

冥想

　　每日的正念冥想練習可以幫助你平衡情緒。安靜坐下，留意呼吸，但不去嘗試控制它。當思想和情緒出現時，就像旁觀者那樣留意它們且不跟它們攪和，讓它們自行迅速消散。早上的第一件事就是冥想至少10分鐘。

療方一：石榴石的海底輪冥想

根據直覺治療師凱若琳・密思的說法，海底輪是情緒健康的基礎。請在冥想時，用接受的手（非慣用手）握住石榴石，並專注在海底輪，為自己的情緒創造穩定的基礎。

療方二：孔雀石

孔雀石是心輪晶石，有助於重新平衡該脈輪。可佩戴孔雀石項鍊、手鐲、手鍊或戒指以幫助重新平衡來自心臟的情緒能量。

療方三：彩虹螢石

彩虹螢石的多種顏色會作用在那些比較上面的脈輪，即心輪到眉心輪，並在它們之間創造平衡，那麼它們就能協助平衡你的情緒。請把一顆彩虹螢石放進口袋隨身攜帶，或是佩戴彩虹螢石的項鍊或耳飾。

情緒障礙
(Emotional Blockage)

　　受阻或受困的情緒會使脈輪之間及遍佈全身的能量無法自由流動。當能量被這樣阻塞時，會影響到健康的所有面向，即心智、身體、情緒及靈性的健康。你可能會把情緒障礙當成身體症狀來體驗，或者會經驗到心智、情緒或靈性的麻木感受。釋放這些障礙對於活出快樂且具有目的的人生相當重要。

> 「我充分經驗每一種情緒，
> 再逐一釋放到宇宙中。」

冥想

　　採取舒適的坐姿或躺姿。閉上眼睛，以內觀掃描身體。將任何感覺阻塞或淤滯的地方想像成黑影。將白光照在黑影上，看著白光將它分解，並把分解的黑影從身體裡面提取出來，讓它在宇宙中逐漸消融。在釋放每個阻塞時反覆唸誦上述祈禱文。

療方一：紫水晶

　　紫水晶能協助促進情緒釋放。進行前述冥想時，用接受的手（非慣用手）握住紫水晶。

療方二：白水晶陣

　　這是用五塊白水晶（任何形狀均可）建立的簡單方陣。將最大塊的白水晶放在中間，然後將剩餘的四塊圍著它擺成正方形，就像盒子的四個角那樣。請將白水晶陣放在自己進行冥想的空間附近。

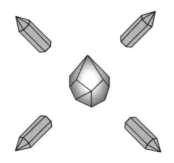

療方三：青金石

　　請將青金石項墜戴在頸上。青金石可以協助釋放阻塞的情緒並促進自我接納。

情緒創傷
(Emotional Trauma)

經歷情緒創傷之後，個人也許在情緒層面很難再度站穩腳跟。情緒創傷會在事件過去之後影響個人很久，導致創傷後的壓力（posttraumatic stress）深埋在個人的潛意識，等著再次回到個人意識。盡快處理創傷可幫助個人穿越這經驗，它就不會在未來為個人帶來痛苦。如果你正在經歷創傷後壓力症候群（posttrau-matic stress disorder, PTSD），請向合格的專業人士尋求協助。

> *「過去無法改變，所以我現在放下它，*
> *並選擇療癒。」*

冥想

閉上眼睛，採取舒適坐姿，保持正常呼吸。反覆唸誦上述祈禱文至少10分鐘，並容許任何感受從內在浮現出來。當情緒創傷的感覺浮現時，觀想它們被白光包攏起來，將它們從你裡面移出去，並進入宇宙當中。最後以說出肯定語句「我感謝宇宙的療癒之光帶走我的負面情緒」作為結束。

療方一：粉晶的心輪能量工作

「無條件地愛自己」是度過情感創傷的重要環節。請仰躺，並在心輪放一塊粉晶達10分鐘，允許無條件的愛洗滌自己。

療方二：黑碧璽

情緒創傷通常會導致負面的振動。請隨時攜帶一塊黑碧璽，以吸收這些從內在浮現出來的負面振動，將它們移出身體。

 小祕訣：因為情緒創傷所產生的能量可能會相當沉重，所以每天都要為那些用於克服創傷的水晶淨化與充能，這很重要喔。可準備數個水晶輪換使用，讓你無論何時都有可以用的水晶。

同理心 (Empathy)

同理心使你能夠理解他人感受並分享之，是培養善意、與他人建立連結與形成關係的重要環節。但是，過度同情他人並將他人感受當成自己的感受也不是沒有可能，因此找出能使自己免於過度同情的一些方法也很重要。

「我與萬物合而為一。」

冥想

運用合一的冥想以了解自己與他人的連結，可以幫助你培養同理心。採取舒適坐姿並閉上眼睛。保持正常呼吸並大聲唸誦上述祈禱文。將注意力聚焦於自身內在，然後向外推，擴展到身體之外並進入宇宙。隨著能量和注意力的擴展，在進入「分辨不出自身能量與他者能量的界線」之境界時請保持留意。反覆唸誦上述祈禱文至少10分鐘。

療方一：藍色霰石

使用藍色霰石增加自己對他人的同理心。每當你發現自己對某對象難以發揮同理心時，請在與那對象的互動過程隨身攜帶藍色霰石，以幫助培養這種感受。

療方二：黑碧璽

如果你是過度同情者，可使用黑碧璽吸收多餘的能量。過度同情者可在脖子上佩戴黑碧璽或將其放在口袋裡隨身攜行。

 小祕訣：當你接收他人情緒並過度同情的時候，請閉上眼睛，觀想腦海中有兩個調整音量大小的面板，其中一個面板標示「我」，另一面板則標示「其他人」。將「我」的音量指標往上調到最大聲，將「其他人」的音量指標往下調到比較小聲的地方。

壯大力量 (Empowerment)

　　當你得以增長壯大自身力量時，會感到自己可以掌握這世界，並實現任何必要之事物，使自己在生命道途上繼續前進。現代社會的生活常讓我們感覺自己耗盡力量，覺得自己無足輕重或沒有能力完成重要的任務。恢復自己的力量感受，是讓自己能活出喜悅與正直無愧的人生之重要步驟。

> *「我的裡面有著神聖火花，*
> *使我有力量活出自己選擇的人生。」*

冥想

　　閉上眼睛，採取舒適坐姿，維持正常呼吸。大聲唸誦上述祈禱文，接著想像自己在進行那些必須要做的事情，使你能有自信地依循每個合乎邏輯的成果來推動自己的人生。在完成觀想之後，表達自己的感激：「我感謝高我使我有力量走上靈魂所選擇的道路。」

療方一：太陽石的脈輪能量工作

　　太陽石是臍輪的晶石，是個人力量形成之處。採取仰臥姿勢，並在臍輪放一顆太陽石。想像橙光在脈輪裡面旋轉，其光芒向外照射到宇宙中。

療方二：紅玉髓及白水晶陣

用一塊任意形狀的大顆紅玉髓及八根白水晶單尖晶柱製作簡單的水晶陣。將紅玉髓放在中心，八塊白水晶單尖晶柱在外圍成一圈且尖端朝外。白水晶會放大紅玉髓的力量，將其導引到周圍區域。請將水晶陣設置在自己花最多時間的地方附近。

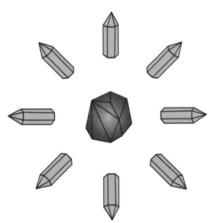

 小祕訣：有些人在壯大自身力量之後誤認為自己從此可以恣意而行，無論是否傷害他人。請記住，真正的力量伴隨著責任。雖然已經走在自己的道路上，你仍需以善意及慈心對待他人。

信心 (Faith)

　　信心有多種形式。對某些人來說，信心意味著對於更高力量的堅定信念。而對另一些人來說，信心是關乎對於善意宇宙的信任。還有人則認為唯一重要的信心就是對於自己及他人的信心。儘管如此，對於大多數人來說，不論是具有信心還是缺乏信心，都會影響到個人生活。無論你需要培養什麼樣的信心，以下的療方應能有所幫助。

「我相信自己擁有一切所需事物
來走自己的路。」

冥想

　　當你發展出信任時，信心會更自然地浮現出來，而當自己的信任得到滿足時，表達感激可以助長自己的信心。以下是生活冥想，可在一天當中任何時間進行，以提醒自己的信心本是如此。在早上起床之前，大聲說出上述祈禱文。然後在經歷日常作息當中，只要有美好的事物從宇宙來到你這裡時，無論它多麼渺小，都花點時間默默表達自己的感謝。

療方一：月光石

月光石是具有較高振動的晶石，將我們與自己所相信的任何更高層次的力量連結起來。佩戴月光石的項鍊或把月光石放在口袋裡隨身攜行，都可以幫助你發展或加強自己的信心。

療方二：拉長石

拉長石閃爍多種顏色，因此它會作用於多個脈輪。它也是高振動的晶石，幫助你連結到更高層次的力量，可以鞏固你的信心。晚上在枕頭下放一塊拉長石，並在入睡時反覆唸誦前述祈禱文，然後睡醒時再反覆唸誦祈禱文至少十遍。

療方三：透石膏的頂輪能量工作

仰躺在地，閉上眼睛。在頭頂那裡的地板上放一塊透石膏以接觸頂輪。一邊反覆唸誦祈禱文，一邊維持這個姿勢達10分鐘。

恐懼（Fear）

　　恐懼是所有活物都具有的生存本能反應。有時候，恐懼可以救你一命，因為它會觸發或戰或逃（fight-or-flight）的反應。然而，對於那些並沒有威脅到生命的問題均以恐懼／焦慮視之，或是對它們有著持續的恐懼，可能會使你無法動作並阻止自己走上靈魂所選擇的道路。

「我走上自身靈魂所擇之路，
無所畏懼。」

冥想

　　採取舒適坐姿，閉上眼睛。朗誦上述祈禱文。接著問問自己：「我在害怕什麼？」專注於你的海底輪並留意浮現的答案。當你知道自己在害怕什麼時，把恐懼想像成一個固體，看著它上升離開你的身體並在空中消散。反覆唸誦上述祈禱文，然後再問：「我在害怕什麼？」重複整個過程，直到沒有恐懼出現為止。

療方一：黑碧璽

　　恐懼來自海底輪，因它處理個人安全及個人保障的課題。黑碧璽是非常棒的海底輪晶石，還能吸收負能量。在冥想的過程，將黑碧璽用在自己的海底輪。如果還是會害怕，就將一塊黑碧璽放在口袋裡整天隨身攜帶。務必每天淨化黑碧璽。

療方二：紅色尖晶石

　　紅色尖晶石是另一款很棒的海底輪晶石。以下是用於鹽浴的方式：在浴缸中裝滿溫水，加入約1/4杯喜馬拉雅玫瑰鹽或海鹽並攪拌使其溶解。進入浴缸，並將一塊尖晶石放進水中，接著浸泡15分鐘。結束時，將尖晶石從浴缸取出，並拉起浴缸排水孔的塞子。讓水完全排出，帶走你的恐懼，然後才起身離開浴缸。請務必在後續使用之前淨化水晶。

寬恕 (Forgiveness)

　　許多人對寬恕有所誤解，他們認為寬恕是為了自己的寬恕對象所做的動作，而不是為了自己而做的事情。但事實上，寬恕是為了自己而做的事情。換個方式來說，寬恕就是「我決定不再讓你的行為影響我的人生。」不寬恕他人的話，會使自己陷進負面情緒而無法在人生道路上繼續前進。此外，寬恕的決定可以讓你擺脫傷害他人的負擔。

> **「我寬恕任何使我受傷的人，
> 並放手讓那個人進入正面的未來。」**

冥想

　　閉上眼睛，安靜坐下，觀想自己需要寬恕的對象並唸誦上述祈禱文。用療癒的白光包住這個人，並說：「我感謝你在我生命中扮演的角色。」由於此人的所作所為也許協助你的人生出現正面的效應，請無論大小都明白寫出來。最後則說這句話「我原諒你，並放手讓你進入正面的未來」作為結束。

療方一：菱錳礦的心輪能量工作

寬恕是心輪的功能之一。菱錳礦則會刺激心輪，使你能以善意、慈心與無條件的愛來寬恕。請仰臥並將菱錳礦放在心輪，重複前述祈禱文10分鐘或直到自己感到寬恕為止。

療方二：阿帕契之淚

阿帕契之淚可以幫助你融解那些針對自己與他人的負面情緒。冥想時，用接受的手（非慣用手）握住這些晶石。而當你知道自己將與需要寬恕的對象接觸時，也可以將它們放在口袋裡隨身攜帶。

療方三：橄欖石

如果你需要寬恕自己，請將使用切割成寶石的橄欖石做成的項鍊佩戴在頸上。橄欖石可以幫助你誠實面對自己的課題，且同時寬恕自己的選擇和行為。

達成目標(Goals, Achieving)

　　設定和實現目標是人生道路的重要部分。不過,當我們在追求長期目標時,我們有時會因為需要如此漫長的時間而氣餒並失去動力。然而請要記得,雖然朝著目標筆直前進的做法可能看起來最理想,但繞著遠路迂迴前進,也許會提供最有價值的學習和洞見,這一點很重要。

> ## 「阻擋我實現目標的
> ## 所有事物都在此刻消失。」

冥想

　　若用冥想協助達成自己的目標,觀想是最好的方法之一。閉上眼睛,採取舒適坐姿,維持正常呼吸並唸出上述祈禱文。接著想像自己在實現目標之後會過的人生。你的人生會是什麼模樣?你在那時會做什麼事?那時候的你會有什麼感覺?請盡量把細節觀想出來。結束時再唸一次祈禱文。

療方一：紅玉髓

經常阻止我們實現目標的事物之一即是恐懼，它會導致不行動。恐懼是海底輪的課題，而紅玉髓可以幫忙疏通這個脈輪。請將一塊紅玉髓放進褲子的口袋隨身攜行，以協助你做出以目標為導向的行動。

療方二：白水晶與肯定語句

你可以使用吸引力法則來達到自己的目標。吸引力法則基本上係在說明，你會吸引自己所關注的東西。所以你若能改變自己對於某事物的想法，就會改變它在你生活中的表現方式。你能使用白水晶來放大這法則。請為你的每個目標創建正面的肯定語句，然後每天反覆唸誦，同時用單手或雙手握住白水晶進行放大。

 小祕訣：當你創造肯定語句時，重點在於做出正面的宣告，而非否定的語句。如果你使用否定的陳述，吸引力法則就會給出你所否定的那個結果。所以，與其說「我不再破產」，不如用正面的敘述來表達，例如「我有足夠的金錢過著舒適的生活」。此外，盡量消除腦海中的負面想法並為自身目標採取行動，這一點也很重要。每當發現自己有著負面的想法時，請立即取消它並用正面的宣告替換。

感謝 (Gratitude)

當我們懷著感恩生活時，就會對自己所擁有的事物產生感謝之情，而這樣的感激使我們能專注在生活所具有的正面事物上，從而創造出一股能量，會帶來更多的正面事物。有時候，某些事態真是讓人難以感恩，然而你還是可以透過專注於值得感激的小事來培養感謝，即使是「我很感恩今天有乾淨的水可喝」之類如此簡單的小事。

「我為生命中的
種種美好感謝神聖根源。」

冥想

　　每天至少花10分鐘冥想一切你覺得很感謝的事物。請閉上眼睛並唸誦上述祈禱文，然後對於自己覺得感恩的每一事物，說出：「我很感謝〔該事物的名稱〕。」

療方一：天使石

天使石是能夠協助你培養感謝的晶石。如果你需要培養感恩之心，就將這塊寧靜的藍色晶石放在自己的口袋裡面隨身攜行。

療方二：白水晶念珠

白水晶具有放大能量的作用，還會開啟個體與更高層次的源頭的溝通。當你希望放大自己的感恩並將其送到宇宙時，請使用以白水晶珠串成念珠形式的項鍊或手鍊。每當你用手指扣住其中一顆珠子時，就列出一個自己覺得感激的事物，並以前述祈禱文作為開始與結束。

悲傷 (Grief)

悲傷是人生經驗當中無可避免的部分，它是我們所生活的二元性之一部分。沒有悲傷，我們將無法識別或欣賞喜悅。不過這些知識並不會使悲傷變得更加容易承受。當你經歷悲劇或令人難過的事件時，允許自己悲傷是很重要的。然而同樣重要的是，別悲傷到無法自拔，以至於不能再度重新享受人生。

「在悲傷的時候，我向神尋求安慰。」

冥想

閉上眼睛，安靜坐下，維持正常呼吸。說出上述祈禱文，讓自己在情緒浮現時感受它們。不要阻止它們，而是讓它們完全成形。當情緒開始減弱時，想像上面灑落一道白光，將你包攏在溫暖、療癒的白色光芒當中。維持冥想至少10分鐘。

療方一：黑曜岩

悲傷是一種非常強烈的情緒，而黑曜岩可以吸收悲傷。在極度悲傷的時候，將黑曜岩放在褲子口袋裡隨身攜行，但務請注意每天都需為黑曜岩淨化與充能。

療方二：煙晶

煙晶會將負面能量轉化為正面能量。安靜地坐著，並在重複前述祈禱文時，用接受的手（非慣用手）握住煙晶，並讓悲傷自然流動。保持這狀態直到悲傷開始減輕下來。請在悲傷的時候，盡量多次重複這過程。

 小祕訣：許多人認為悲傷有保存期限。事實上沒有。請尊重自己的感受並容許自己充分經驗悲傷是很重要的，無論那有多痛苦。這裡列出的方法不會阻止悲傷，但它們能幫助你避免過度陷在悲傷當中而變得抑鬱沮喪。

落實接地 (Grounding)

　　地球是我們的支持和力量之源，而落實接地的動作使我們與地球保持連結。每天進行落實接地可以幫助你保持專注及回歸中心。每當你感到不適，像是頭暈或混亂，或者只是感覺不太對勁的時候，請做落實接地的動作。在冥想、祈禱或其他靈性或耗費腦力的活動之後，進行落實接地也很重要。

> **「我榮耀那朵蓮花當中的寶珠。**
> **（唵、嘛、呢、叭、咪、吽。）」**

冥想

　　六字真言（Om mani padme hum，發音為〔唵、嘛、呢、叭、咪、吽〕）是梵文祈禱文，常用於落實接地與回歸中心。蓮花代表靈性的誕生或發展，而寶珠則象徵那活在靈性當中的人類神性。這是用於簡單禱文冥想的完美祈禱文。採取舒適坐姿，雙手握住本篇所列任何用於落實接地的晶石。保持正常呼吸，和緩且大聲重複唸誦或反覆默唸祈禱文至少10分鐘，或著視需要延長時間。

療方一：磁石的落實接地觀想

在不太可能被打擾的地方，舒適地坐在地板上。雙手一起輕握一顆磁石並放在膝上。閉上眼睛，觀想自己從自身核心往下延伸出自己的根並且深入地球，將這些根包攏在地球的核心周圍。維持這樣的冥想至少10分鐘。

療方二：黑碧璽

用接受的手（非慣用手）握住黑碧璽。脫下鞋子，赤腳走到戶外的草地上。閉上眼睛，用大約10分鐘的時間感覺自己與腳下地球的連結。

療方三：黑曜岩

將一塊黑曜岩放進口袋隨身攜行，有助於保持落實接地。

希望 (Hope)

    希望是人類保持向前邁進的必要事物。如果沒有希望，我們就會失去採取行動或改善自身環境的動力。完全喪失希望會導致絕望或消沉。有時候，也許會感覺很難繼續保持希望。然而，即使在黑暗的時期，培養希望也能推動你度過難關。

> **「我衷心盼望自己的生活**
> **在今天會發生美好的事情，**
> **今天以後的每一天也是如此。」**

冥想

    列出自己希望在生活中實現的五件事情。然後以肯定語句的形式寫下這五件事，請使用自己已實現它們的正面陳述語句，像是「我很感謝自己得到碩士學位」。接著望向鏡子裡面的自己並對上眼神，反覆唸誦每個肯定語句各五次。

療方一：白水晶

在完成冥想時，用接受的手（非慣用手）握住一塊白水晶。白水晶會放大你的肯定語句並協助你連上神聖根源。

療方二：透石膏

透石膏是高振動的晶石，可協助你連結希望。請在自己的床邊小桌上放一塊透石膏，並在入睡時反覆唸誦前述祈禱文，然後早上醒來時，再唸誦祈禱文十遍。

療方三：天河石

天河石被稱為希望之石，可以幫助你專注在希望而不是絕望。我把天河石當成解憂石（worry stone）來用，把它握在手中，並用拇指摩擦它的光滑表面。你也可以放一塊天河石在口袋裡面隨身攜帶，並在自己覺得需要增添希望的時候揉搓它。

難以抉擇 (Indecisiveness)

如果我們每一天、每一刻都很果斷，生活會變得容易很多，然而有些事情似乎比其他事情還要更難做出決定。當我做出決定時，往往相當基於直覺（而不是基於邏輯，所以會讓我那超級講究邏輯的丈夫非常傻眼），通常那樣的決定對我很有幫助。儘管如此，即使有著直覺力量的指引，我有時也會陷入難以抉擇的困境。當你面前有著艱難的抉擇且無法辨認出直覺想要的做法時，請嘗試以下這些療方。

> 「我對準目前所需事物，
> 並相信自己的直覺
> 會引導我到正確的選擇。」

冥想

閉上眼睛，採取舒服的坐姿或躺姿。在考慮那些需要做的決定時，將注意力集中在自己的眉心輪。留意自己收到的任何圖像或資訊。維持這樣的狀態至少10分鐘，或是直到做出令自己心悅誠服的決定為止。（譯註：在注意眉心輪時，請維持放鬆且警醒的留意即可。）

療方一：紫水晶

在冥想時，用接受的手（非慣用手）握住一顆紫水晶（它是高度直覺的晶石），並密切留意浮現出來的任何想法。

療方二：紫黃晶

紫黃晶的效果很好，因為它結合紫水晶及黃水晶，亦即紫水晶協助你直覺地解決問題，而黃水晶則幫助你確定自己想要什麼，因為它是與自我認同關聯的胃輪晶石。每當你要做出重大決定時，請放一塊紫黃晶在口袋裡隨身攜帶。

 小祕訣：如果手邊沒有紫黃晶，也請不用擔心。你可以將一塊天然黃水晶與一塊紫水晶放在口袋裡面隨身攜帶，也會有同樣的效果。

無保障感 (Insecurity)

　　無保障感可能是胃輪的課題，因為自信與該脈輪有關，然而它也可能源自我們發展安全感（safety）與保障感（security）的地方，也就是海底輪。沒有保障的感覺可能會扯你後腿，因為它會導致負面的思想模式，而這些思想模式會破壞任何你想要進行的積極作為。找出減輕或釋放無保障感的方法，會是走上自身靈魂所選道路的必要過程。

> ## 「我相信自己
> ## 能完成任何想要做的事情。」

冥想

　　以舒適的姿勢坐著，雙手輕放在你的胃輪。閉上眼睛，保持正常呼吸。一邊觀想自己的胃輪充滿金黃色的光，一邊重複上述祈禱文，請持續至少10分鐘。此外，只要自己感到沒有保障，就立刻做1至2分鐘的上述觀想。

療方一：黃虎眼石

　　這是跟自信有關的胃輪晶石。在進行上述冥想時，將一顆黃虎眼石放在胃輪。在感到沒有保障的時候，你也可以佩戴黃虎眼石的胸墜或放一顆黃虎眼石在口袋裡隨身攜帶。

療方二：紅玉髓的海底輪能量工作

　　如果你的無保障感與安全、保障或家庭問題有關，以下冥想可幫助鞏固海底輪，讓你可以發展自己的安全感及保障感。採取仰躺姿勢，並在海底輪放一顆紅玉髓。閉上眼睛，並觀想海底輪的位置出現漩渦狀的紅光。反覆唸誦以下祈禱文「我感謝自己感覺安全、感覺受到保障」至少10分鐘。

療方三：黑碧璽

　　如果你感到自己在心靈能力方面沒有安全感，請運用黑碧璽來保護自己，亦即將它放到口袋裡面隨身攜行，或是將黑碧璽的胸墜佩戴在頸部。黑碧璽為你提供的保護，即是吸收在你周圍的任何負面心靈能量。請務必在每次使用之後淨化黑碧璽。

失眠

(Insomnia/Sleeplessness)

　　睡眠發生障礙的失眠，有許多可能的原因，像是壓力、身體疼痛、不固定的睡眠模式以及環境問題（例如太熱或太冷）。如果你跟大多數人一樣的話，那麼你會需要約7至9個小時的安穩夜間睡眠才能表現正常。除了調整使自己無法入睡的任何可能原因（像是環境照明或房間溫度不夠舒適）之外，也請嘗試下列療方，幫助自己獲得一夜好眠。

「我釋放一整天的壓力，逐漸進入能夠恢復精神的深沉睡眠。」

冥想

　　準備入睡時，請使用漸進的放鬆與正念來清除那些在腦海中造成壓力的想法，並使身體開始放鬆及休息。仰臥並閉上眼睛，保持自然的深呼吸。先從雙腳開始，請在每次呼氣時，想像所有的緊張都從雙腳排出去，讓它們完全放鬆下來。依此要領從雙腳一路往上做到頭部，一次只做一個身體部位。如果在過程中出現想法，就是留意它們、看著它們飄走即可，不要陷進任何單一想法或思想模式。認出某個想法，然後讓它離去。做完頭部之後，請安靜休息，直到自己逐漸進入睡眠。

療方一：紫水晶

　　紫水晶是強大的水晶，許多人用它來因應失眠的狀況。請事先準備好一顆剛做完淨化與充能的紫水晶，並在睡前一小時左右停止使用任何具有背光螢幕的機器（像是平板電腦、個人電腦或智慧型手機），播放柔和、輕鬆的音樂，開始自己的睡前準備。這段期間請進行安靜的活動，像是閱讀20分鐘，接著浸泡10分鐘的熱水澡（將瀉鹽加入浸浴的熱水），然後擦乾身體。接下來安靜坐在光線昏暗的房間，用接受的手（非慣用手）握住那顆已經充能的紫水晶。保持深呼吸，並在每次呼氣時，對自己反覆唸誦「放鬆」這兩個字。依此要領進行10分鐘。完成時就上床躺下，並將紫水晶放在枕頭底下。如果仍然無法入睡，請把前述冥想所描述的漸進式放鬆技巧做完。

療方二：月光石

　　月光石是另一種有助於放鬆及促進深沉睡眠的晶石。請在床邊桌上放一塊月光石，幫助自己獲得一些睡眠。

靈 感 (Inspiration)

有時候，你只需要一點靈感就能大為改觀。雖然許多人認為靈感比較像是在追求創意，但事實上生活的任何面向都用得上靈感，像是可能需要靈感來解決某段人際關係裡的問題或協助決定自己的下一步該怎麼走。無論你需要什麼類型的靈感，它都來自兩個地方——你的高我以及神聖根源——因此靈感是眉心輪與頂輪的課題。

「我感謝神聖根源，使我每天有著靈感來走自己的人生道路。」

冥想

安靜且舒適地坐著，閉上眼睛並保持正常呼吸。想像光從宇宙流入你的頂輪，並在觀想的同時，反覆唸誦上述祈禱文數遍。維持這樣的觀想至少10分鐘。

療方一：紫水晶

　　紫水晶是激發靈感的完美水晶，因為它同時作用在眉心輪與頂輪，所以非常適合喚醒洞察力與提供靈感。如果你正嘗試為某個問題尋找靈感，那麼就好好睡個一覺吧！在睡前，單手握住紫水晶進行上述冥想，然後將紫水晶放在枕頭下。接著在入睡時，反覆唸誦以下祈禱文「我感謝神聖根源為我提供關於〔自行填入〕的靈感。」請在床邊放一本記事簿，方便寫下自己醒來時得到的任何靈感或想法。

療方二：超七水晶

　　如果你的工作領域係屬「以創造性的方式解決問題」者，請在自己的辦公桌上放一顆超七水晶。在需要增添靈感的時候，就安靜坐下，用接受的手（非慣用手）握住超七水晶，並深呼吸1分鐘。

小祕訣：夢可以當成強大的靈感來源。請在入睡前為自己所面臨的任何課題請求靈感，然後在醒來時勤奮記下自己的夢境。請在那些夢裡面尋找能夠讓你有靈感採取行動的模式或象徵符號。

直覺 (Intuition)

直覺來自你的眉心輪，那是洞察力的中心。所有人都有直覺，但許多人已經停止傾聽自己的直覺，完全仰賴邏輯做出決定。當我們忽視自己的直覺時，它會逐漸變得不太活躍。就我的經驗而言，在遇到難以決定採取邏輯的選項還是直覺的選項時，我發現直覺的選項能真正幫助我前往自己想要且需要去的地方。

> ##「我傾聽並相信自己的直覺，
> ##它為我帶來指引。」

冥想

閉著眼睛，採取舒適的坐姿或躺姿。將所有注意力集中在眉心輪，注意任何浮現的圖像、想法、聲音或象徵符號，並至少進行10分鐘。冥想之後，寫下自己得到的印象。

療方一：天青石的眉心輪能量工作

採取舒適躺姿，並將一顆天青石直接放在眉心輪。閉上眼睛，唸誦前述祈禱文十遍。接著，說出自己正在尋找靈感的問題，密切留意出現的圖像、想法、聲音或象徵符號。

療方二：紫水晶

當你覺得自己真的需要直覺的協助時，將一顆經過淨化與充能的紫水晶放進自己的口袋隨身攜行。一天數次用接受的手（非慣用手）握住那顆紫水晶，並密切留意任何浮現出來的事物。

 小祕訣：許多人認為直覺的想法必須有特定的形式，像是圖像或聲音。然而每個人接收直覺的方式都不一樣。對一些人來說，這可能是突然的知曉或是某個看似完全成形的想法。而另一些人的直覺，則是透過用自身心靈之眼所看到的象徵性或非象徵性的圖像而出現。有的人則可能是身體出現實質的感覺、聽到向自己說話的聲音、做夢，或是有著異常持久不退的想法。以上這些都算是有效的直覺形式，所以請密切注意自己接收及處理訊息的方式，因為這很重要。

煩躁 (Irritability)

　　如果我們全都能在喜樂與至福的狀態當中度過人生，感覺真是不錯，然而大多數人都不是如此。三不五時變得有點煩躁是十分自然的情況，生活中有許多導致煩躁的因素，像是壓力、睡眠不足、荷爾蒙變化、飲食問題，或甚至是天氣狀況。水晶可以幫助平衡你的心情，讓你在尋找那使自己感到如此煩躁的原因時能夠更加平穩。

「我很鎮定、平靜，而且性情平和。」

冥想

　　採取舒適的坐姿或躺姿，閉上眼睛並維持正常呼吸，同時反覆唸誦上面的祈禱文。密切留意自己的身體，注意自己的煩躁在哪個部位以肌肉緊繃、痠痛感覺或其他實質感覺等形式對身體造成壓力。當你專注在每個部位時，反覆唸誦祈禱文並用美麗的綠色之光籠罩該部位至少10分鐘，或等到不適感消失為止。

療方一：綠翡翠

綠翡翠會帶來舒緩與鎮定，是屬於無條件之愛及接受的晶石。在感覺煩躁時，請佩戴綠翡翠的胸墜或將綠翡翠放在接近心臟的地方隨身攜帶。如果煩躁快要爆發，請用接受的手（非慣用手）握住綠翡翠，同時深呼吸，直到它過去為止。

療方二：橄欖石的心輪能量工作

橄欖石是作用在心輪的晶石，使你在困難的狀況下還能以愛來行動。如果早上醒來感到煩躁，請靜靜躺著並在心輪放上橄欖石，反覆唸誦前述祈禱文10分鐘，然後再開始當天的日常生活。

喜悅與快樂
(Joy & Happiness)

　　當你問人們想在生活中得到什麼時，許多人可能會說他們只是想要快樂。雖然渴望快樂的人很多，但許多人並不知道找到或維持快樂的方法。喜悅源自專注於當下、關注生活中帶給我們快樂與平靜的小事。如果你能整天專注於當下，那麼就更容易在人生旅途中找到快樂。

> **「我專注在當下，留意那些小事，
> 並感謝它們為我的生活帶來喜悅。」**

冥想

　　最佳的喜悅冥想是維持一整天的正念。在一天的開始，藉由反覆唸誦上述祈禱文以肯定自己的喜悅。然後在進行日常活動時，嘗試整天都保持專注於當下。每當你發現自己的思緒流連過去或未來時，請將注意力轉移到當下。留意當天出現的所有感受，無論那是陽光灑落在肩上的愉悅感覺，或是優美動人的音樂聲響。每當你發現自己偏離對於當下的關注時，就反覆唸誦上述祈禱文。

療方一：琥珀

琥珀是我所知道最為快樂的晶石之一。每當我真的想要培養喜悅時，總會戴上一條琥珀的項鍊或手鍊。它會立即提振我的心情，並幫助我散發喜悅。當你下次想要感到喜悅時，就佩戴琥珀項鍊試試看。

療方二：黃水晶

黃水晶是另一種開朗、快樂的晶石，可以幫助你感到喜悅。我喜歡每天把黃水晶放在口袋裡隨身攜帶。每當我開始失去對於當下的關注時，都會把手伸進口袋揉搓黃水晶，以提醒自己專注於當下。

 小祕訣：在生活中經驗更多喜樂並不代表無視負面情緒。你的所有情緒都是必需且重要的事物，因此你得要容許自己感受它們。不過，即使是在負面情緒中，維持對於當下的專注仍能讓你經驗喜樂。

善意 (Kindness)

　　善意、愛與慈心攜手並進，這三者都從你的心輪湧現，因為心輪是形成無條件之愛的地方。善待他人——無論他們是誰或是他們如何對待你——是向宇宙有力表達你對於自己與他人展現的無條件之愛。這也是在向自己提醒一個很重要的觀念，即你與周圍的每個人、每個事物都是一體的。善待他人，就是善待自己。

> 「我以充滿愛的慈心與善意對待
> 每個生物，包括我自己。」

冥想

　　每當你遇到另一個人時，用一點時間反覆唸誦上述祈禱文數次，然後觀想對方被包攏在純粹的白光當中。

療方一：綠色東菱玉的心輪能量工作

　　這顆心輪的晶石能激發你對於自己與他人的慈心與善意。每天在離家去見其他人之前，花些時間將綠色東菱玉放在心輪，同時對自己反覆唸誦幾次前述祈禱文。

療方二：粉晶

　　粉晶是愛的萬用晶石。請總是放一塊粉晶在自己的口袋裡面。每當感覺到自己要做出不怎麼有善意的行為時（我們都會經歷這樣的情況），將手伸進口袋觸摸粉晶，對自己重複三遍祈禱文，或者一直反覆唸誦到衝動過去為止。

 小祕訣：善意是具有意識的作為，越去練習就越容易做。請嘗試在日常生活中練習簡單的善行，以強化你的「善意肌肉」，像是下定決心向三個你原本不會理會的陌生人報以真誠的微笑，或者對某些人予以真摯的讚美。通過將有意識地善待他人作為你的使命，你很快就會將善意發展為你的第二天性。

惰性（Laziness）

　　有時候，我們對於自己或他人認定的懶惰，根本不是懶惰，而是對於藏在內心深處的恐懼或情緒做出的反應。然而有時惰性係源自缺乏主動積極，那是自己對於那些必須做但又不想做的事情、精疲力竭，甚至僅是感覺缺乏靈感而做出的反應。無論惰性的根本原因為何，惰性的療癒都來自找出積極（而非被動）參與生活的動力和主動性。

「我以充沛的活力採取行動，使個人生活當中的大小事情得以發生。」

冥想

　　採取舒適坐姿或躺姿，對自己反覆唸誦祈禱文。觀想你對於自己所抗拒的事情採取行動，並讓觀想繼續發展至自己採取行動的結果。觀想自己希望看到的特定結果，並留意自己的成就感與喜悅。繼續保持這樣的冥想至少10分鐘。

療方一：方解石

方解石是能夠放大能量的晶石，所以它能助你克服不行動或懶惰。雖然任何顏色的方解石都能使用，然而橙色方解石特別適合用來激勵自己採取行動。早上睡醒時，坐起身來並用接受的手（非慣用手）握著一顆方解石，反覆唸誦前述祈禱文10分鐘或直到自己感覺活力充沛為止。

療方二：彩虹螢石

如果工作中的懶惰或拖延已經形成問題，請試著使用彩虹螢石打造一個簡單的三角陣，可以幫助你集中能量並激勵自己採取行動。先放置一塊螢石作為三角形的中心，然後在其周圍放置三塊螢石，以形成三角形的三個角。使三角形的其中一角直指向你，以將能量引向你，並放大那些遠離你的能量。

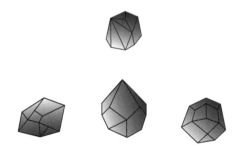

放下 (Letting Go)

　　放下是接受改變與繼續前進的重要部分，然而這動作有時並不簡單，因為執於熟悉的事物其實還滿舒適。儘管如此，就許多情況而言，那些放不下的事物會造成阻礙，使你陷進那些對你自己已不再有用的能量模式，並阻止你在靈性道路上繼續前進。

「我釋放一切對我不再有用的事物。」

冥想

　　安靜下來，採取舒適的坐姿或躺姿。觀想那些不再對你有用的模式、情緒、想法與事物，並在反覆唸誦上述祈禱文時，想像那些東西離開你並逐漸消融不見。這樣的冥想請維持至少10分鐘。

療方一：拉長石

　　這個美妙的晶石能幫助你放下，因為它能讓你在跨出舊模式的同時做出迥然不同的改變。對於釋放那些不再對你有用的執著信念、情緒或模式，它很有效。請閉上眼睛，安靜坐下，用接受的手（非慣用手）握住一塊拉長石，自問：「我有什麼樣的堅持正在阻止我繼續前進？」留意浮現出來的任何事情。然後，換用

給予的手（慣用手）握住拉長石並說出前述祈禱文。依此要領繼續進行，直到自己出現放下或能量提升的感受。在完成此練習之後，務必淨化你的拉長石並予以充能。

療方二：粉晶及綠色東菱玉的心輪能量工作

如果發現自己執於情緒層面的傷痛，請嘗試此款心輪晶石組合。兩手分別握住粉晶及綠色東菱玉，將注意力放在自己的心輪，並對自己重複「放下」一詞。請持續進行10分鐘，或是直到自己感覺放鬆與平靜為止。

療方三：菱錳礦

如果你需要進行的放下包括寬恕某些人，並將他們從你自己的憤怒或傷害當中釋放出來的話，請嘗試運用菱錳礦。以給予的手（慣用手）握住菱錳礦，並觀想自己需要放下的對象。當腦海出現對象的影像時，請反覆唸誦「我寬恕你、我釋放你」直到你感到自己的靈魂振作起來（另請參考第124頁的〈寬恕〉）。

寂寞 (Loneliness)

即使處在人群中，也會出現寂寞與孤立的感受。你也許會因為缺乏人們的陪伴而感到寂寞，或是因為你選擇以他人也許無法支持或理解的方式來生活而感到孤立。使用晶石可以幫助你克服寂寞，或為你提供找人作伴時所需要的勇氣。

> 「我將愛發送到宇宙，
> 藉此招來愛及友誼。」

冥想

閉上眼睛，安靜坐下，維持正常呼吸。唸誦上述祈禱文十遍。想像自己的身體是一塊發出白光的磁鐵。然後運用大約10分鐘的時間，想像自己的磁化白光吸引他人來你身邊。最後唸誦祈禱文十遍。

療方一：白水晶與粉晶陣

在自己會待上大部分時間的地方，設立本書第34頁所述由白水晶及粉晶構成的無限形狀水晶陣（譯註：即「愛之水晶陣」）。粉晶能吸引愛與友誼，而白水晶會放大及導引粉晶的能量。

療方二：髮晶

髮晶可以幫忙消除孤獨的感受。在口袋裡放一小塊髮晶隨身攜帶，以吸引與你作伴的人們並緩解孤獨的感受。

 小祕訣：如果覺得自己的生活缺乏愛、友誼與陪伴，有可能是因為你在某程度上覺得自己並不值得被愛。你的胃輪是自我價值感的出處，所以將注意力放在這脈輪並同時冥想，可以幫助你感覺自己值得有人陪伴。請嘗試運用前述祈禱文冥想至少10分鐘，同時將黃虎眼石放在自己的胃輪，以幫助克服那些與自我價值感低落相關的感覺。

愛 (Love)

　　無論你是在尋求浪漫之愛、靈性之愛，或是友誼與同伴之愛，都必須先愛自己，然後才能愛他人或接受他人的愛。你的心輪是所有這些愛之形式的中心，協助你實現對於宇宙萬物的無條件之愛。心輪晶石可以幫助你更加敞開地給予及接受愛。

「我以愛照耀一切，
而愛千倍回返於我。」

冥想

　　閉上眼睛，安靜坐下，專注於自己的心輪。想像一道綠光從你的心輪發出並散向四面八方，用你的愛填滿整個宇宙。觀想愛之綠光從宇宙的四面八方向你回返，也使你充滿了愛。在這樣觀想的時候，反覆唸誦上述祈禱文至少十次。

療方一：粉晶

請整天隨身攜帶粉晶，以幫助自己持續深植無條件的愛。在攜帶它時，盡量靠近心輪，例如我會把它塞進胸罩、放進襯衫口袋，或是將它當成胸墜並搭配長條項鍊，使我佩戴項鍊時能讓它落在心輪的位置。

療方二：石榴石

石榴石會激發浪漫的愛和熱情。在尋求浪漫愛情時，請隨身攜帶石榴石，或是為尋找愛情伴侶此事冥想時，以接受的手（非慣用手）握住石榴石。

療方三：黃水晶的脈輪能量工作

黃水晶能藉由提高自我價值感來幫助你愛自己。之所以使用這個胃輪的晶石，是因為個體的自我價值感低落的話，心輪的自愛不可能發揮出來。在冥想時，用接受的手（非慣用手）握住黃水晶並按在胃輪，用給予的手（慣用手）按在心輪。反覆唸誦此祈禱文「我愛自己、我值得愛」至少十次。感受能量從自己的胃輪上移入心輪。

運氣 (Luck)

你可能聽說過「自己的運自己造」的說法，這是真的。依據吸引力法則，個人生活的運氣來自於我們對自身思、言、行的關注，因此就會招來或好或壞的運氣。換言之，你向宇宙擲出的事物，會朝著你丟回來，而思、言、行都具有能量，可以為你吸引、招來相似的能量。

「我以自己的思、言、行
向宇宙發送正面的振動，
而它們會以好運的形式回到我這裡。」

冥想

除了冥想運氣之外，體驗正面的生活冥想也是很重要的，而你會在這種冥想持續觀看自己在思、言、行方面發送給宇宙的訊息。在進行日常行程時，留意自己在想的思緒、在說的話語以及在做的行動。如果你發現自己的思想、話語或行動方式與自己想要吸引的正面事物相反，請立即更正，例如若你發現自己對朋友說「我運氣最差」，就在腦海中說：「取消那句話。我總是有著好運。」

療方一：翡翠

翡翠是幸運之石，因此佩戴翡翠飾品是激發幸運進入自己生活的好辦法。每當覺得需要一點額外好運時，就佩戴翡翠飾品。

療方二：黃水晶

它也是幸運之石，而且同時可以召來財富。所以若你需要生意上的好運，請將一塊黃水晶長期擺置在辦公桌上，但要記得定期淨化與充能，使其發揮最佳效能。

療方三：粉晶

如果你想在生活當中的愛情面向找到好運，請在心輪附近放一顆粉晶以幫助強化自己在浪漫情愛的好運。

深化冥想
(Meditation, Enhancing)

在挑選用於深化冥想的晶石時，會有各種不同的選擇，端視想要達到的目標而定。我在本篇列出的晶石，係有助於冥想的專注力及清晰度。然而，務請注意幾乎所有水晶都有助於深化冥想，這一點很重要，例如若你進行海底輪冥想的話，那麼石榴石之類的海底輪晶石就能有所幫助，其他請以此類推。（譯註：由於後續會提及「高我意識」一詞，請先參考本書〈字彙表〉的解釋以利理解文意。）

> 「我與宇宙合而為一，
> 並於此刻連結到高我意識。」

冥想

閉上眼睛，採取舒適的坐姿或躺姿。用任一手握住下列推薦的任何水晶。保持正常呼吸，留意自己的呼吸但不去控制它。將注意力集中在眉心輪的區域，留意但不執著於任何浮現出來的想法。當想法生起時，只要讓它們自行飄散即可。請冥想15到30分鐘或更久的時間。

療方一：透石膏

透石膏是屬於高我意識的晶石，可以協助你連結更高層次的力量，同時獲得清晰與專注。請以任一手握住透石膏進行冥想。

療方二：超七水晶

這種高振動的晶石裡面有七種不同的水晶，是非常好的冥想晶石。請於冥想時握住超七水晶或佩掛在身上。

療方三：白水晶

白水晶是療癒、淨化與放大的萬用晶石。你可以使用任意形狀或大小的白水晶，只是要知道水晶越大塊，力量就越強。請在冥想時握住白水晶或佩掛在身上。

 小祕訣：有些人很難坐下來進行正念冥想。若你很難進行此類冥想，可以改用具有活動的冥想，像是走路冥想、引導冥想或觀想。這些方式全都可以幫助你連結位於更高層次的源頭。

情緒波動 (Mood Swings)

　　保持情緒平穩不一定容易做到，然而它也不是得要持續做到的境界。你在這一生會經驗的情緒廣度實在難以置信，而這就是人類經驗的一部分。它們全是正常且健康的情緒，只要不卡在單一負面情緒就好。不過，情緒波動通常伴隨著荷爾蒙的問題、壓力及其他難題，而它們對於人際關係的經營可能會有問題。對於那些不規則到可能會影響人際關係的情緒波動，以下的療方可以提供幫助，使它們變得比較正常。

「我以對於自己及他人的善意與慈心來管理自己的感受。」

冥想

　　情緒波動的最佳冥想方式，其實只是簡單的深呼吸與正念就好。當你感覺心情不穩定時，請閉上眼睛並做幾個深呼吸。在呼吸的同時，對自己反覆唸誦上述祈禱文，直到自己開始感覺比較平穩為止。

療方一：煙晶

　　煙晶是平衡情緒的絕佳水晶，因此如果你的情緒波動若與生殖系統荷爾蒙的變化（像是經前綜合症或更年期）有關，務請整天隨身攜帶煙晶。在那些時候，將一塊煙晶放入靠近臍輪的口袋隨身攜行，因為臍輪控制這類荷爾蒙。如果感到情緒波動，請唸誦前述祈禱文十遍。

療方二：蘇打石

　　你可能也會經歷與其他荷爾蒙有關的情緒波動，尤其是來自甲狀腺及副甲狀腺的荷爾蒙。若有這方面的問題，請把注意力放在喉輪，並在頸部佩戴蘇打石以協助處理之。

 小祕訣：情緒波動及煩躁易怒的原因也有可能不是荷爾蒙，而是其他的問題，像是壓力、沮喪或沒有表達出來的憤怒。如果你的情緒波動與這些問題有關，請按照本章的相應療方來處理它們。

動力（Motivation）

　　無論應當完成何等難事，持續保持進行那些事情的動力並不一定容易做到。無論是想在飲食與運動做出健康的改變、想在工作中維持專注與效率，或是朝向任何目標努力前進，在達到目的之前，也許會容易變得無法對準最終目的而失去動力。

「我充滿活力，專注在自己的目標〔目標的名稱〕，並且具有完成的動力。」

冥想

　　當你把上述祈禱文結合觀想時，其功效會更加強大。每天請進行一到兩次以下的觀想，直到抵達目標為止。採取舒適坐姿或躺姿，閉上眼睛，保持正常呼吸。想像自己已經達成自己的目標，盡量為此想像添增細節。觀想自己的感受、外表及生活會因目標實現所出現的改變。最後唸誦祈禱文十遍。

療方一：紅玉髓

　　紅玉髓會鼓勵你採取行動。無論想要達成的目標是什麼，每當你需要增加動力的時候，請隨身攜帶一顆紅玉髓。在感到動力

減弱時，就握住紅玉髓，閉上眼睛，然後反覆唸誦上述祈禱文三到四次。

療方二：白水晶與紅玉髓的水晶陣

如果你的動力看似總是在家裡或辦公室的某個特定地方停下來，請在那地方設置一個水晶陣。例如，如果你正嘗試減重，然而存放零食的櫃子總是在午夜時分開始吸引你的話，請在櫃子的較低架位設置以下的水晶陣：將一塊尺寸較大的紅玉髓放在設陣之處的中央以激發動力，接著將四根白水晶單尖晶柱在紅玉髓的周圍擺成正方形且尖端朝外，以向外放大及引導那些用於激發動力的能量。

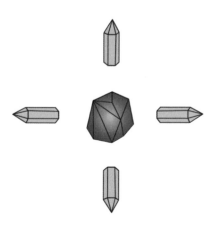

負面心態 (Negativity)

陷入負面的心態相當容易，尤其是在感覺生活不順的時候。但不幸的是，陷入負面心態的模式會創造出某種能量模式，而該能量模式又會產生更多的負面能量，將你逐漸往下拽拉。請運用這些療方來扭轉能量模式。

「我釋放負面心態，並進入正面的嶄新未來。」

冥想

閉上眼睛，將負面心態想像成一片烏雲，它從你的身體升起，並在空中消散。在負面能量消散之後，立刻觀想白光進入自己的身體並包攏之。

療方一：煙晶

　　煙晶是將負面情緒轉化成正面能量的最佳水晶之一，而且容易取得。如果你卡在負面心態，請盡量多用煙晶，像是睡覺時將它放在枕頭下、將它放進口袋隨身攜帶，還有將數塊煙晶巧妙佈置在住家或辦公室的周圍。

療方二：黑碧璽

　　黑碧璽可用來阻擋源自他人的負面心態。如果你得要待在某個抱持負面心態的人附近，請隨身攜帶黑碧璽，如果可以的話，把它放在你跟這名對象之間的位置，例如若你處在面對這個人的位置，就把黑碧璽放進身前的口袋。

 小祕訣：如果某個抱持負面心態的同事對你造成影響，請將黑碧璽黏貼在自己的辦公椅具底面，或是把它放置在自己的辦公桌與那名同事的辦公桌之間的某個地方。你甚至可將黑碧璽貼在那名同事的椅具底面，使負面能量在有機會傳播給你之前就被黑碧璽吸收。（譯註：最後面的做法容易引發不必要的誤會，務請三思。）

強迫性的思考與行為
（Obsession/Compulsion）

　　強迫性的思考（Obsession）與強迫性的行為（Compulsion）是同一硬幣的正反兩面。強迫性的思考通常源於焦慮，而強迫性的行為則是用於協助緩解部分焦慮的重複行為。以下這些療方可以幫助你在不訴諸強迫性的行為之下緩解焦慮，而且可以用來當成專業行為治療（behavioral therapy）的補充療法。

> **「我擁抱生活的不確定，**
> **並決定平靜以對。」**

冥想

　　強迫性的思考與行為所引發的問題之一，即是你的心智會陷入思想迴圈（thought loop）。當這種情況發生時，請閉上眼睛，深呼吸，反覆唸誦上述祈禱文數次，直到你已重置（reset）自身想法為止。

療方一：紫黃晶

　　紫黃晶是紫水晶和黃水晶的組合，這兩者都能平息任何強迫性的思考與行為，同時幫助心智放鬆下來。紫水晶是主掌思想的眉心輪之水晶，而黃水晶則是影響自我形象的胃輪之水晶。請隨身攜帶紫黃晶，並注意到自己開始出現強迫性的想法與行為時，將它握在手中，同時反覆唸誦十次上述祈禱文。

療方二：赫基蒙水晶

　　在頸部佩戴赫基蒙水晶，有助於緩解及釋放壓力，使你平靜下來。它可以在你學習新思維過程中提供支持，並把你與行為治療師在針對減輕強迫性想法及行為方面的努力成果予以放大。

療方三：黃水晶與紫水晶的脈輪能量工作

　　採取仰躺姿勢，並在眉心輪放一塊紫水晶、在胃輪放一塊黃水晶。觀想兩個脈輪之間有著能量的流動。每天依此進行至少10分鐘，並於使用後淨化水晶，直到感覺那些強迫性的想法對你的影響已在減輕當中。

敞開心胸
（Opening the Heart）

我們的心會因多種可能原因而封閉。而當心封閉時，我們就限制自己享受喜悅的可能性。心輪位在身體七脈輪的中央，但封閉的心會阻擋能量流經心輪，因此會使能量無法在七脈輪之間自由流動，讓你完全失去平衡。因此，對於你自己還有你的所有關係來說，維持心輪敞開都非常重要。

「我的心敞開接受愛及給予愛。」

冥想

採取舒適的仰臥姿勢，保持正常呼吸。將雙手輕放在心輪上，並想像心輪是旋繞不停的綠色能量球。將白光從頂輪帶進身體，看著它往下流經每一個脈輪，包括穿過心輪，最後則由海底輪流出去。請在冥想的開始與結束反覆唸誦上述祈禱文。

療方一：心形粉晶

晶石可被雕成各式各樣的形狀，包括心形。心形粉晶雖然看起來有點流於表象，然而它的象徵意義可以用來使你的心敞開。請在冥想期間握住一顆心形粉晶，讓其無條件之愛的能量充滿自己的心輪。

療方二：紅寶石

紅寶石是另一種可以開啟心輪的晶石。請在頸部佩戴紅寶石胸墜來開啟這個脈輪。請務必每天為紅寶石淨化與充能。

 小祕訣：雖然療方一需要一顆心形粉晶，然而這不是必要的形狀。你要用的粉晶可以是任何你自己覺得受到吸引的形狀。若要找出適合自己的粉晶，請用接受的手（非慣用手）握住粉晶，而給予的手（慣用手）則放在心臟上，然後閉上眼睛。如果有某塊粉晶將暖和的愛之感受從接受的手傳到你的心中，就選擇那塊粉晶來進行療方一。

過度放縱 (Overindulgence)

　　過度放縱是我們三不五時都做過的事情。偶爾一下的放縱通常並不會造成太大的傷害，然而當放縱成為習慣時，會使你的身、心、靈失去平衡。雖然許多人認為過度放縱係指飲食方面，但你也有可能在許多事情（像是花錢購物或是觀看電視節目）過度放縱或耽迷，直到完全失控而導致癮症。若事已至此，請參見第62頁〈癮症〉以了解相應的協助方式。

> 「我選擇用支持自身最高利益的事物
> 　來滿足我的身、心、靈。」

冥想

　　如果你發現自己處在過度放縱的模式，就去辨認那股驅使過度放縱的衝動，如此就能有助於事前預防。當你發現自己開始過度放縱或有想這樣做的衝動時，請閉上眼睛，將注意力放在呼吸上，然後自問：「我有什麼樣的感覺才導致這種行為？」留意浮現的答案，然後想像那種感覺從你的身體升離並逐漸消融無蹤。結束時反覆唸誦上述祈禱文三遍。

療方一：紫水晶

由於過度放縱與癮症有著密切的關聯性，請嘗試運用清醒之石紫水晶。如果你發現自己陷進過度放縱的狀態，請將紫水晶放進口袋隨身攜行，並在自己試圖抗拒誘惑時用接受的手（非慣用手）握住它。如果你注意到自己經常使用紫水晶的話，請務必每天為它淨化與充能。

療方二：石榴石

石榴石能協助培養平衡並預防過度放縱。晚上睡覺前在床墊或枕頭下放一顆石榴石，有助於利用睡眠時間來改變自己的心態。

 小祕訣：如果你比較會在自家或辦公室的某個地方過度放縱的話，像是一邊看電視、一邊把一整袋薯片吃光光，就用膠布將一塊紫水晶或石榴石黏貼於你在該地方常坐的椅子或沙發上。

熱情 (Passion)

　　儘管熱情必為愛情與性的要素之一，然而它不只如此。熱情是關乎興致高昂地活出自己的人生，還有對自己選擇的活動找出濃厚的興趣並享受其中。以熱情來生活會讓你走上喜悅與滿足之路，而跟隨自己的熱情可以幫助你一直走在靈魂所選擇的道路上。在個人生活的各個面向點燃熱情，可以幫助你活出更精彩、更完全的人生。

> ## 「我以熱情與喜悅擁抱個人生活當中的一切事物。」

冥想

　　安靜坐下，閉上眼睛，深深地呼吸。觀想自己的心輪張開，從裡面發出躍動的白光。就讓自己成為那道白光，同時反覆唱誦祈禱文。依此進行10分鐘。

療方一：粉紅碧璽

粉紅碧璽是能夠點燃浪漫熱情的晶石。將粉紅碧璽放在床兩側小桌上，以幫助點燃親密關係裡的激情。

療方二：黃鐵礦

這塊金色晶石能夠喚醒活力，讓你的生活充滿熱情與創造力。如要增加自己對於工作的熱情，請用膠帶將一塊黃鐵礦黏貼在工作椅具的底面，或是在辦公桌上放置一塊黃鐵礦。

療方三：石榴石的海底輪能量工作

如要激發親密關係的熱情並增加自己的性慾，請找紅色的海底輪水晶來用。以下是使用石榴石的能量工作：採取仰躺姿勢，並在海底輪放一顆石榴石。將海底輪想像成一道不斷旋繞的紅光，並感受石榴石為自己的脈輪增添能量。做完之後一定要淨化石榴石。

平靜(Peace)

　　平靜是讓自己感到鎮定與寧靜的內化過程，即便身處紛亂也是如此。平靜就在你裡面，因此若你找到培養這特質的方法，就能優雅度過難關。這裡要注意的是，平靜並不是沒有情緒，它反倒是某種沉穩的心靈空間，能夠幫助你以愛行動，而不是以恐懼做出反應。

> **「我對個人生活的所有面向**
> **都平靜以對。」**

冥想

　　閉上眼睛，安靜下來，採取舒適坐姿或躺姿。深深地呼吸，唸誦上列祈禱文。吸氣時感覺平靜充滿自己，呼氣時感覺緊張離開身體。依此要領至少進行10分鐘，或者直到自己有著深沉的平靜感受為止。

療方一：藍色東菱玉

藍色東菱玉能引出內心平靜的深沉感受。請在上述冥想當中握住這塊晶石。如果你需要為自己灌輸平靜，也可以整天使用藍色東菱玉。用接受的手（非慣用手）握住它並做幾個深呼吸，讓平靜降臨己身。

療方二：藍紋瑪瑙

如果你曾感到緊張不安，藍紋瑪瑙可以幫助你克服這狀況，恢復平靜的警醒狀態。請將一塊藍紋瑪瑙放在辦公桌抽屜或口袋裡面，並在自己開始感到壓力時，就一邊深呼吸、一邊用接受的手（非慣用手）握住藍紋瑪瑙。

 小祕訣：觀想能有效恢復內心平靜，而且需時甚短。請觀想某個快樂、安靜且祥和的地方，用幾分鐘想像自己坐在那裡，容許那股平靜洗滌自己。你可以握住任一種提到能增強觀想效果的水晶來觀想。

恐懼症 (Phobias)

恐懼症是極端的、不合理的恐懼，通常跟焦慮有關。患有恐懼症的人通常在理性層面都知道自己其實不需害怕，但還是會怕那事物。例如，我有恐蛇症，即便確實知道自己所在之處的蛇類全是無害的，然而當我一看到它們時，幾乎總會做出不理性的反應。水晶可以幫助緩解那與恐懼症有關的焦慮。

> *「在面對〔恐懼症的名稱〕時，*
> *我很冷靜且無所畏懼。*
> *我很安全、放鬆且感覺良好。」*

冥想

由於冥想的目的是平靜，所以觀想自己害怕的事物可能無法達到此目的，因為光是觀想那些事物也有可能導致壓力和焦慮。相反地，當你真實面對這類恐懼時（像是害怕飛行但又必須搭飛機的狀況），請運用冥想。閉上眼睛，深深地呼吸，唸誦上列祈禱文十遍，讓自己在面對恐懼之後變得平靜、安全與放鬆。

療方一：髮晶

許多恐懼症源自更深的問題，像是過往的創傷或是根深蒂固的信念與情緒。找出此類恐懼症的根源，會是有助於清除恐懼症的起頭步驟。單手握住一顆髮晶，並閉上眼睛，深深地呼吸。然後問自己：「我的〔恐懼症名稱〕的原因是什麼？」接著留意後續的展現。一旦你了解那根源，即觀想它離開你的身體並在空中消融不見。

療方二：藍銅礦

藍銅礦也許可以緩解某些人的恐懼症。如果你知道自己將面臨恐懼症，請將藍銅礦放在口袋裡面隨身攜帶，例如每當我進行園藝工作、割草或去郊外健行時，都會帶上藍銅礦。

提升正面能量
(Positive Energy, Increasing)

提升正面能量能協助你將生活變得更有活力與喜悅。雖然在充滿正面能量的生活中輕快跑跳真是不錯，但現實生活中三不五時會發生一些事情，使你流失部分正面能量。在發生這類情況時，你可以採取一些方法，將正面能量吸引回到你的生活。

> **「我期待正面的事物在今天**
> **及後續的每一天具現在生活中。」**

冥想

閉上眼睛，安靜坐下，保持正常呼吸。觀想那些累積的負面能量全都離開你的身體。然後反覆唸誦祈禱文，同時觀想活躍的白光從上面照耀下來，透進你的頂輪，向下穿過所有的脈輪並充滿全身。就讓白光提振你的能量。維持這樣的觀想至少10分鐘。

療方一：白水晶

　　要增加正面能量，你需要淨化自己的氣場並移除負面能量。白水晶是萬用的淨化晶石，協助為你的氣場注入正面能量並移除負面能量。如要運用白水晶，請用接受的手（非慣用手）握住白水晶，同時閉上眼睛，採取舒適坐姿，並保持正常呼吸。觀想來自白水晶的能量流入接受的手，接著流進你的身體，將你的身體填滿正面能量。看著那能量從你的身體發送到你的氣場當中，將氣場填滿正面能量。

療方二：煙晶

　　煙晶具有非常正面的振動，可將負面能量轉化為正面能量。我喜歡放一塊煙晶在口袋裡面隨身攜帶，以保持並增加自己的正面能量。請每天淨化煙晶並為其充能，畢竟它不僅會增加正面振動，還會吸收負面能量。

富裕（Prosperity）

　　生命的真正富裕，不只是擁有足夠的錢財而已，真正的富裕存在於身、心、靈當中，為你帶來健康、幸福、良好的人際關係、具有成就感的工作、充足的愛以及健全的財務。許多人卡在富裕（錢財、發展）的課題，因為他們認為自己不夠格得到富裕（錢財、發展），或是認為自己在獲得富裕（錢財、發展）時會奪走他人的富裕（錢財、發展），然而這兩種想法都是謬誤的信念。（譯註：本書的Prosperity若出現在實用面向，就會改譯成比較接地氣的用詞，例如錢財、財運、財位、招財、發展。如果富裕一詞難以對焦，請代換成錢財、財運或發展，應會好懂許多，就像上下文括弧文字顯示的意境那樣。）

> ***「我在生命的各個面向都很富裕***
> ***（都很有發展），***
> ***而且我很感謝能有這樣的富裕（發展）。」***

冥想

　　閉上眼睛，採取舒適坐姿，保持正常呼吸。在反覆唸誦上述祈禱文時，想像整個身體是一塊大磁鐵，為你吸引健康、財富、喜悅與愛。維持這樣的想像至少10分鐘。

療方一：黃水晶

黃水晶是最有效的金錢晶石之一。請將一塊黃水晶置於存放現金的地方，像是錢包、錢櫃或收銀機。別忘記每週至少淨化一次黃水晶並為其充能，讓它保持在發動的狀態。

療方二：綠色東菱玉

綠色東菱玉是可以創造平衡的心之晶石，使你在生活的各個面向經驗到富裕，而不是只專注在經驗某種富裕（例如豐盛）。這塊晶石的平衡能量使你能將意識集中在所有形式的富裕上，所以請整天隨身攜帶它。

 小祕訣：許多人以自己的想法及信念傷害自己達到富裕境界的能力。他們可能會有像是「天哪，我太窮了」、「我負擔不起」或「我的健康太差了」之類的想法。然而這些限制性想法也適用於吸引力法則，所以別把能量放在那裡，這一點很重要。如果你發現自己在思考這類想法，請立即在腦海說：「取消這想法。我很感激自己擁有〔請自行填空〕。」這會抵消反富裕的想法、強化富裕的心態，並且感謝宇宙的供應。

靈性保護
(Protection, Spiritual)

在每天的生活當中，你有時會接觸到可能對你產生負面影響的人物或事態。這類狀況會藉由造成正面能量流失、負面能量增加或類似效果來傷害你的心靈。那些負面事態、惡意人士或其他逆境有可能造成持續性的傷害。有一些水晶能藉由吸收負面能量或情緒來提供靈性層面的保護。

「我以靈性能量的保護白光包住自己。」

冥想

用至少10分鐘的時間反覆唸誦上述祈禱文，同時觀想自己被一道白光包住。從你的中心將白光往外推動，使它擴及你的周圍。這道白光可以呈現任何讓人感覺心安的形狀，例如我從自己的中心推動一顆白光泡泡，直到它完全包住我（或者在某些情況下，也包住我的家宅與家人）。請將白光從你的中心往外推動，而不是直接在自己周圍構築白光，如此一來，外界的負面情緒或能量就不會卡在你的光之護罩裡面。

療方一：黑碧璽

黑碧璽是我在靈性保護的必備晶石。我總是把它放進口袋隨身攜帶。你也可以將它做成胸墜佩戴在頸部，或運用其他含有黑碧璽的飾品。由於它會一直阻擋負面能量並提供保護，所以需要每天淨化與充能。

療方二：紫水晶

你可以用一塊紫水晶來防護負能量，並同時淨化自己的能量。它是很不錯的水晶，可以保護你的心靈免受那些與夢魘或是睡覺時出現的噩夢有關的負面能量之影響。每天晚上睡覺之前，請先為紫水晶淨化與充能，然後將它放在枕頭下再去睡覺。

 小祕訣：當你首度使用前述冥想所描述的護罩時，可能不會維持很久，所以運用頻率最好一天多次。到最後，你在日常生活就能熟練維持光之護罩。你也可以在覺得自己進入某個負面狀況時，設下光之護罩。

人際關係 (Relationships)

　　擁有健康的人際關係涉及許多因素，包括自我價值感、愛與溝通，而這些品質屬於三個位於中間的脈輪，即胃輪、心輪與喉輪。運用針對這些脈輪發揮作用的水晶可以幫助鞏固你的人際關係。

「我擁有健康、
快樂且多有收穫的人際關係。」

冥想

　　以下的冥想是你跟你的關係對象一起進行，無論那段關係是親密關係還是其他關係都可以。請對象與你面對面採取舒適坐姿。將你的一隻手放在同伴的胸部中央，也就是心輪的正上方；讓你的同伴也將自己的一隻手放在你的胸部中央。調整你們的呼吸，使其中一人在呼氣的同時，另一人則在吸氣，反之亦然。當你的同伴呼氣時，觀想能量從對方過來，並在你吸氣時進入；當你呼氣時，觀想你的能量進入同伴。觀想那股能量從你的鼻子進來，向下穿過你的喉輪、心輪與胃輪。當你們兩人都這樣做的時候，默唸上列祈禱文。這種以坐姿進行的方式至少要做10分鐘。

療方一：青金石

為了改善自己對所愛之人的溝通方式，請仰躺並在心輪放上一塊青金石達10分鐘。當你需要與那對象進行額外的溝通時，請在頸部戴上青金石胸墜以促進對話。

療方二：粉晶

我們能在人際關係當中給予並接受的最大禮物之一就是無條件的愛。而粉晶能促進無條件的愛。當你與心愛的人在一起時請隨身攜帶一顆粉晶。

療方三：黃虎眼石

若要真正愛另一個人，你必須愛自己且接受自己。因此在人際關係當中，處理跟胃輪有關的自愛課題至關重要。請用一手握住一顆黃虎眼石，閉上眼睛，並唸誦此祈禱文「我無條件地愛自己、接受自己」三遍。

壓抑 (Repression)

有時候，當我們在害怕自己的情緒或感覺難以承受那些情緒時，就會壓抑它們。雖然壓抑也許可以當成臨時的應變機制來用，然而當你習慣壓抑自己的情緒時，就有可能完全阻擋情緒的釋放。情緒釋放對於心智、情緒及靈性健康是必要的。

「我讓自己充分經驗自己的情緒，它們會快速經過我而離去。」

冥想

閉上眼睛，安靜坐下，維持正常呼吸。唸誦上述祈禱文。留意身體裡面任何你覺得可能有情緒未釋放出來的緊張部位。將你的雙手輕放在該位置並反覆唸誦祈禱文至少10分鐘，容許情緒從該處釋放出來並遍佈全身，使自己充分感受它，然後釋放它。

療方一：堪薩斯神石

堪薩斯神石能有效釋放情緒壓抑。請在進行上述冥想時握住它。

療方二：菱錳礦

在釋放壓抑的情緒之後，就要促進情緒層面的療癒。請運用菱錳礦進行此事。在你釋放壓抑的情緒之後一整週，每天都將菱錳礦放進口袋隨身攜行，如果覺得有需要的話，還可以增加天數。每天都要為菱錳礦淨化與充能。

怨恨 (Resentment)

　　當你拒絕承認或表達自己的憤怒時，它就有可能變成怨恨。怨恨往往源自未被滿足的期望，而它除了傷害你自己，也會傷害他人。它會傷害人際關係，並使關係裡面的困難看起來難以跨越。關於怨恨，有一點要注意：雖然你可能覺得別人錯待了你，然而對方可能不會覺得那樣的對待有錯，或甚至可能不曉得自己做出讓你生氣的事情。找出方法來處理自己的怨恨，可以幫助療癒你的人際關係。

「我釋放一切憤怒及怨恨，
　並用無條件的愛替代。」

冥想

　　閉上眼睛，採取舒服的坐姿，保持正常呼吸。專注在自己的怨恨，並留意你在身體的哪個部位感覺到它。接著將愛的能量從你的心輪推到它所在的身體部位，讓溫暖的心之能量消解怨恨，並同時反覆唸誦上列祈禱文。這樣的做法至少進行10分鐘，或者直到自己的怨恨消退為止。

療方一：粉晶

粉晶是無條件之愛的水晶，可以幫助你驅散怨恨。由於怨恨經常來自未被滿足的期待，所以當你以無條件的愛來看待某個對象時，請釋放任何期待，只專注在自己對於那對象的愛。當你感到怨恨時，請在自己的心輪放一顆粉晶，並專注在朝向對方發送無條件的愛。

療方二：橄欖石

美麗的綠色橄欖石是心輪晶石之一，可以幫助你釋放自己對他者的任何負面情緒，包括憤怒、怨恨或嫉妒。當你進行前述冥想時，將這塊晶石輕放在心輪。

 小祕訣：怨恨要等到你承認它才能予以釋放。如果你對某個人出現負面情緒但不知為何如此，就在當天晚上睡覺時自問為何如此。然後在早上醒來時，記錄自己的任何夢境或洞見，以幫助自己找出怨恨的根源。

自制 (Self-Control)

讓自己稍微放縱一下的感覺有時還真不錯，我們偶爾都會棄守堅持及放縱自己，這對自己的靈魂也有好處。然而，若已習於缺乏自制，你就無法走上自己的真正道路或達成理想，因此這應是重新評估並採取相應行動的時候。

「我完全掌控自己的行動。」

冥想

正念冥想是執行自制的方式之一，因為它教導你專注，不讓思想逃過你的注意。在這個冥想當中，請專注於上述祈禱文，且一遍又一遍地反覆唸誦。如果在唸咒過程出現其他想法，請留意它們並輕鬆放下，不要陷進任何特定的想法。這冥想應至少進行10分鐘，而運用祈禱文可以使你專注，且能幫助你在整個過程中保持控制。

療方一：縞瑪瑙

　　自制源自海底輪，這就是強大的海底輪晶石縞瑪瑙能如此有效協助你發展自我掌握的原因。縞瑪瑙使你落實接地，並幫助你在朝著目標前進的過程中維持自己的決心。請在進行落實接地與回歸中心的時候運用縞瑪瑙（參見第132頁與第70頁）。每天使用之後都要為縞瑪瑙淨化與充能。

療方二：紅碧玉

　　紅碧玉是另一種海底輪晶石，可助你保持自律，而自律使你能持續掌握自己。將紅碧玉放進褲子的口袋整天隨身攜行，並在感到自己的自制力正在下降的時候，就去觸摸或握住紅碧玉。

 小祕訣：在一天的開始時，請嘗試用縞瑪瑙或紅碧玉進行海底輪的冥想，以幫助你一整天都能持續掌握自己。採取仰躺姿勢，並將縞瑪瑙或紅碧玉放在海底輪。觀想該脈輪為不停旋轉的紅光，而它正在接受晶石傳來的能量。

自尊與自我價值感
(Self-Esteem/Self-Worth)

我們在一生當中會發生許多事情，而它們會影響我們的自我價值感。我們可能會將童年的自己所聽到的訊息藏於內在並終生攜帶，或者自己的行為方式可能與自己想要的正直無愧差異甚大，又或是我們那些失敗的人際關係使自己覺得不值得被愛。自尊、自我價值感是胃輪的課題，若我們缺少自尊、自我價值感的話，將難以在生活中找到喜悅與平靜。

「我愛自己，而且值得愛、值得尊重。」

冥想

由於自我價值感與胃輪緊密關聯，所以運用專注於打開這個脈輪的冥想可以幫助你建立自我價值感。採取仰臥姿勢，雙手輕放在胃輪上，保持正常呼吸。觀想來自宇宙的金色之光，進入你的雙手，再進入你的胃輪。將胃輪想像成一道不斷增長、旋轉無休的金黃光芒，並讓它的能量流遍整個身體。在進行這觀想的同時反覆唸誦上述祈禱文，至少進行10分鐘，而且最好連續進行數天。

療方一：黃水晶

　　這種金色晶石體現出胃輪的顏色，在協助提升自尊感及自我價值感方面相當有效。所以若你正在自我價值感的課題裡面苦苦掙扎，它會非常有用。若將黃水晶用於自我價值感的課題，請在進行上述冥想時將它放在你的胃輪。你也可以隨身攜帶它，並在感到自我價值感開始搖擺不定時握住它。屆時請以接受的手（非慣用手）握住黃水晶，同時唸誦上述祈禱文十遍。

療方二：赤鐵礦

　　赤鐵礦是海底輪的晶石，然而它也是幫你構築自我價值感的強大助手。你可以在網路上或水晶實體店面找到非常便宜的赤鐵礦戒指。請戴上一個赤鐵礦戒指，並且每隔幾天為它淨化一次。

自我傷害與自我破壞
(Self -Harm/Self -Sabotage)

　　許多人在傷害自己的時候，並沒有意識到自己在做這樣的事情，不過也有些人是刻意為之。無論是無意或刻意，自我傷害與自我破壞都有多種具現形式，像是尋求刺激或危險的行為、毒品或酒精成癮、飲食失調或自殘成癮。如果你已在傷害自己，請務必尋求專業的協助，這個動作很重要，因為它有可能救你一命。

> ## 「我值得身心安好，所以我會多加注意支持自己的身心健康。」

冥想

　　就掙脫自我破壞心態而言，正面肯定語句也許是最為有效的冥想類型之一。你可以使用上述祈禱文，但我也建議你可以寫出自己的個人肯定語句。這些語句應是說給自己聽的正面想法，像是「我很快樂，並且平靜以對」、「只要努力，我就算成功了」，還有「我期待今天與後續每一天的生活都有好事發生」。請每天對著鏡子把自己的每個肯定語句唸誦三遍，並在這樣做的時候注視鏡中自己的眼睛。

療方一：黑碧璽

　　黑碧璽是海底輪的晶石，其功效就像海綿那樣吸收任何負面思想或能量。它具有阻擋來自他者的負面能量之作用，也能吸收你發出的任何負面情緒或能量。將黑碧璽當成胸墜戴在頸部，並確保每天為它淨化與充能。你還可以在床邊小桌上面放置一塊黑碧璽。

療方二：黑曜岩

　　黑曜岩是另一種可以幫助消除負面想法的晶石。當你感到自己陷入負面的思維模式時，就用接受的手（非慣用手）握住黑曜岩，並重複前述祈禱文或自己的肯定語句十次。

 小祕訣： 沮喪常是導致那股自我傷害或自我破壞的衝動之根源。請在使用上述療方時，也與第102頁〈沮喪〉所列的療方、祈禱文及冥想並用。

個人陰影(Shadows)

　　我們都有藏在內心深處不想承認的陰影。我們如此害怕自身個性的這些面向，以至於會擔心它們一旦曝光，別人就不會愛我們，而我們也將無法愛自己。因此我們把它們藏起來，希望它們永遠不會冒出來。如果你注視某個陰暗角落，也許還真的看到一些黑暗的東西，然而只要你在那裡點亮一盞燈，那片陰暗就會消失。我們的陰影自我也是如此，當我們將陰影曝在意識之光下時，它將不再令人感到可怕，而我們可以將自身個性的這些面向再度整合到自己的整個存在當中。

> ## 「我以愛與尊重來認可自己的
> ## 各個面向。」

冥想

　　仰臥，閉上眼睛，保持正常呼吸。將你的陰影方面觀想成自己身體裡面的暗影。在反覆唸誦祈禱文至少10分鐘的期間，看著那些暗影離開你並消散無蹤。

療方一：黑碧璽

　　這做法係運用黑碧璽吸出你的陰影，然後將那些陰影從排水孔排出去，以下是詳細步驟：用溫水裝滿浴缸，加入1/4杯的喜馬拉雅玫瑰鹽或海鹽，以及一、兩塊黑碧璽。接著浸浴至少10分鐘，然後將黑碧璽從浴缸中取出，打開排水孔讓洗澡水逐漸流走。在浴缸排水期間，人仍繼續留在浴缸裡面，觀想陰影隨著洗澡水從排水孔排出去。等到浴缸的水完全排出去之後，人再離開浴缸。請於下次使用之前淨化黑碧璽。

療方二：粉晶

　　當你無條件地愛自己時，這動作意味著你愛你的全部，包括你的陰影。用粉晶來幫助你培養對於自己的愛，包括你的陰影。請在進行前述冥想時握住粉晶。

羞愧 (Shame)

　　許多人對於內疚與羞愧分不清楚。雖然兩者常一起出現，然而內疚、罪惡感是關於你所做的事情，而羞愧則是關於你自己是什麼樣的人。內疚通常具有建設性，它使你能重新調整自己的行為，而羞愧往往具有破壞性，它往你的心靈打出深洞。羞愧是深刻且痛苦的情緒，能使你無法完全愛著自己，並阻止你走上自身靈魂真正的道路。如果你打算要過著喜悅的人生，就必須處理羞愧並釋放之。

「我是好人，而且我以自愛走在
自己的路上。」

冥想

　　羞愧的情緒經常是從內在浮現出來，你應可以在自己的身體裡面感受到它。閉上眼睛，反思自己的羞愧，注意你感覺到它的身體部位，然後向那部位發送愛之光，一邊運用它來輕柔地消融自己的羞愧感受，一邊反覆唸誦祈禱文至少10分鐘。

療方一：紫水晶

　　紫水晶是能夠帶來撫慰與療癒的水晶，能幫助你釋放羞愧的感受。如果你長期感到羞愧，請一直隨身攜帶紫水晶，並確保每天為它淨化與充能。

療方二：綠松石

　　佩戴綠松石首飾以釋放羞愧感受。這種晶石在釋放根深蒂固的羞愧方面有著很好的效果。

羞怯與社交焦慮
(Shyness/Social Anxiety)

羞怯及社交焦慮會表現為自己對於周遭有其他人的不適感受。我是個內向的人，所以我能了解在某些社交場合有著羞怯或焦慮會是什麼樣的感覺。然而出於工作的需要，我得經常跟各式各樣的人互動，所以必得努力克服自己的社交焦慮才行。請要知道，你只要有一些幫助，包括水晶療法，就有可能從自己的殼走出來。

> **「在與他人互動並認識新朋友時，
> 我會是開朗與自信的人。」**

冥想

採取舒適坐姿或躺姿，保持正常呼吸。觀想出自己在日常生活中結識素未謀面的人們。在你的觀想當中，請一邊看著自己以友好與自信的態度互動，一邊反覆唸誦上述祈禱文至少10分鐘。

療方一：黃虎眼石的胃輪能量工作

黃虎眼石是胃輪的晶石之一，可以大幅增強你的社交信心。請在參與社交活動之前，將黃虎眼石放在胃輪進行冥想，以增強自信並緩解羞怯。

療方二：孔雀石

美麗的綠色孔雀石具有安撫的能量，可以安定你在社交場合的焦慮並增長友善。每當你知道自己將要進入可能會感到社交焦慮的情況時，請隨身攜帶一顆孔雀石。

療方三：黃水晶

黃水晶也是胃輪的晶石之一，可以增強你的自信，還能幫助你對於那些不甚熟悉的情況有著更為友善的感覺。每當要去參與大型群體活動時，請佩戴黃水晶的胸墜或隨身攜帶一顆黃水晶。

壓力 (Stress)

我們生活在充滿壓力的世界，許多人也因此經歷長期的高度壓力狀況。長期壓力會導致輕微的戰鬥或逃跑反應持續存在，進而導致腎上腺不斷向身體釋放皮質醇之類的荷爾蒙。長期的高度壓力會影響你的生活各個面向，包括身體、心智、情緒與靈性層面的健全狀態。

> 「我平靜以對、泰然自若，
> 　知道一切都好。」

冥想

若要處理壓力，我有最喜歡使用的冥想，並且將它稱作快樂之地冥想。對我來說，我的快樂之地是由長得高高的野花所構成的美麗草原，其背景是白雪覆頂的山脈。我相信你也有自己的快樂之地。當你感到壓力時，深呼吸到你的腹部。重複這個祈禱文，想像自己坐在自己覺得快樂的地方（也可以借用我的版本喔，請隨意）直到自己感覺更放鬆。我經常使用快樂之地冥想，以至於我可以立即去到那裡，只需深呼吸幾下就可以緩解壓力。

療方一：藍紋瑪瑙

光是觀看藍紋瑪瑙所具有的撫慰藍色及迷人的白色帶紋，我就能夠平靜下來。當你感到自己承受極大的壓力時，這種撫慰的晶石就相當適用。你可以把藍紋瑪瑙握在手中，深深望進它的深處，或是將它放進口袋隨身帶著以減輕壓力。

療方二：藍色藍晶石

藍色藍晶石是我最喜歡用來處理壓力的另一種晶石。我有一塊細長藍色藍晶石，當成解憂石來用。我會用拇指摩擦它，直到感覺平靜為止。所以你也可以找一塊藍色藍晶石這樣用。

信任 (Trust)

　　在當今的世界，絕大多數的事物也許很難讓人寄予信任，然而信任自己，還有信任自己的情緒、靈性及人際關係是很重要的。如果你是在某個讓你覺得無法信任他人的環境中長大，那麼對於信任的學習可能更有難度，但是你可以從現在開始在各個層面建立信任。

「我信任宇宙能為我提供走上靈魂之路的一切需要。」

冥想

　　閉上眼睛安靜坐著，保持正常呼吸。專注於自己的海底輪，那是發展安全感與保障感的地方。想像你的海底輪逐漸變紅變亮，形成旋轉無休的光球。接著想像來自宇宙的白光進入你的海底輪並與紅光混在一起，並同時反覆唸誦上述祈禱文至少10分鐘。

療方一：藍玉髓

如果你難以信任自己，請使用藍玉髓，它可以消除自我懷疑並鞏固你的自我信任感受。請將它放在口袋裡隨身攜帶，且務必每天為它淨化與充能。

療方二：蘇打石

蘇打石是能夠促進真實與信任的晶石，所以若你在人際關係中遇到信任的課題，它能發揮出很棒的效果。當你與某位使你經驗信任課題的人物相處的時候，請隨身攜帶蘇打石。

 小祕訣：對於宇宙的信任，說到底就是擁有信心。如果你到哪裡都經驗到不信任的感受，請運用第120頁〈信心〉所列的療方。

意志力 (Willpower)

　　意志力是善變的，有時明明在你身上，有時似乎就是不在。不過，若想要達成自己欲求的長期目標，那麼擁有延遲眼前享樂的意志力是必要的。意志力在生活的許多面向都具有重要的功能，從一步一步踏實邁向夢想，到避免那些已知會對自己的健康產生負面影響的習慣等等，都需要意志力的參與。幸好，你擁有一些能在意志力看似缺乏的時候可以為你提供支持的事物。

*「我總會在需要的時候行使意志力，
　因為長遠的成功是我的致力目標。」*

冥想

　　無論你的目標是什麼，意志力的目的就是要達成它們。所以若能觀想自己已實現目標，就能幫助你維持住從這一步走到下一步的意志力。請以舒適姿勢安靜坐下，保持正常呼吸。觀想已實現目標之後的自己，經驗與其相關的情緒、靈性、心智及身體感受。維持這樣的觀想至少10分鐘。

療方一：黃水晶的胃輪能量工作

意志力是胃輪的課題，因為那是你定義自己與自身界線的地方。就本質而言，意志力是你為自己設下的界線。請在每天開始時，採取仰臥姿勢，並將一塊黃水晶放在胃輪維持10分鐘，以增強自己的意志力。

療方二：縞瑪瑙的海底輪能量工作

意志力也可以源自於海底輪，因為那是你形塑自我認同的地方。請採取坐姿，一邊用接受的手（非慣用手）握住一塊縞瑪瑙，一邊專注於自己的海底輪，將海底輪想像成不停旋轉的紅光。這樣的專注至少要維持10分鐘。

 小祕訣：如果家中有特定物品會挑戰你的意志力，例如在嘗試減重期間那些原本要給孩子吃的糖果，請在該物品的附近放置一塊黃水晶，以便在你靠近的時候為你增強意志力。請務必每週為黃水晶淨化及充能一次，以維持它的效力。

擔憂 (Worry)

　　我們三不五時都有擔憂的時候，只是有些人比一般人更容易擔憂。我們會去擔心的事情通常遠遠超過自己的控制範圍，所以我們其實只是在浪費那些原本可以用在其他地方的能量。擔憂也會引發負面的思考模式，而後者有可能透過吸引力法則，將你所擔心的確切事態吸引到個人生活當中。

「我的心智很放鬆、專注、清晰與自由。」

冥想

　　我發現自己在試圖使心智平靜下來時，常會出現擔憂，所以我發展出一套解決這狀況的方法。閉上眼睛，安靜坐下，保持正常呼吸。在你的腦海裡面，將一個黑板想像出來。接著要求你的那些擔憂出現，並在它們出現時，想像它們都被寫在黑板上。然後一邊說出「擦掉」，一邊觀想出一塊板擦去擦掉每個擔憂，並重新寫上相對應的正面肯定語句。所以如果出現「我付不起這個月的租金」這樣的擔憂，就把它擦掉，並重新寫上「我擁有一切所需資源來支付自己的所有帳單」。如果你在晚上入睡時容易擔憂，也可使用這個方法。

療方一：拉長石

　　請選擇一塊薄且扁平的拉長石當成解憂石來用。當你的心智進入憂慮模式時，它可以幫助心智鎮定下來。在使用時，就是握住拉長石，一邊用拇指在其表面來回摩擦，一邊反覆唸誦前述祈禱文，直到你覺得自己的心智放鬆下來為止。

療方二：藍紋瑪瑙

　　這種帶來舒緩效果的晶石可以協助驅除憂慮。建議選擇觸感光滑平坦的藍紋瑪瑙，這樣當你的心智開始過度運轉時，就可以拿它當成解憂石來用——就是握住藍紋瑪瑙，一邊用拇指在其表面來回摩擦，一邊反覆唸誦前述祈禱文，直到覺得自己的心智放鬆下來為止。

療方三：紫水晶

　　你常在晚上睡覺時擔心事情嗎？如果是這樣的話，請在睡前放一塊帶來平靜的紫水晶在枕頭底下。它會讓你的心智安靜下來，幫助你入睡。當你逐漸進入夢鄉時重複前述祈禱文。

5
CHAPTER

主題多有交疊
的水晶療方

我們的最大挑戰與深切欲望比較不會以單一形式呈現出來，因此在運用水晶處理那些經常以混合的姿態影響我們的單一或多種情緒或願望時，我們可以啟動水晶，讓它們以更加兼顧整體的方式協助我們。雖然本章的一些療方會用到多種水晶，然而大部分的療方都只需用到數塊晶石以反制黑暗的衝動，並將你推往光明與希望。

癮症與自制
（Addiction & Self -Control）

　　癮症是情緒、心智、靈性與身體方面的課題。雖然個人對於各自上癮事物的渴望與衝動是屬生理性質，然而形成癮症的根源經常因情緒或靈性創傷而埋進個人的心靈深處。因此，上癮的個人如要清醒過來，需要結合自我控制以及身體、靈性與情緒層面的支持。以下這些療方能為你在各層面的恢復提供支持。

> 「我所做的一切選擇，
> 都支持自己在心智、身體、
> 情緒及靈性方面的健康。」

冥想

　　閉上眼睛，採取舒適坐姿，保持正常呼吸。一邊反覆唸誦上述祈禱文、一邊想像自己對於任何出現的誘惑都能輕鬆愜意地把握住自己，並且想像自己做出支持身心健全的有益選擇。這冥想大約進行10分鐘。如果你在日常生活當中面臨誘惑或衝動，就閉上眼睛並反覆唸誦上列祈禱文數次。

療方一：多種晶石的全脈輪支持能量工作

癮症通常會影響你的所有脈輪，因此給予自己完整的支持相當重要。採取仰臥姿勢，並用10分鐘的時間，在各脈輪放置下列晶石以提供情緒及身體方面的支持，同時鞏固你的決心和自制力：

- 黑曜岩放在海底輪
- 紅玉髓放在臍輪
- 黃水晶放在胃輪
- 橄欖石放在心輪
- 堇青石放在喉輪
- 紫水晶放在眉心輪
- 白水晶放在頂輪

療方二：紫水晶與紅玉髓

這兩種晶石支持清醒——紫水晶是直接的清醒之石，而紅玉髓則是動力與自制之石。請將這兩種晶石放在口袋裡隨身攜行，並視需要隨時用接受的手（非慣用手）握住以獲得力量。

憤怒與寬恕

(Anger & Forgiveness)

　　針對他人的憤怒通常有其緣由，但若你執於那股怒意太久，它對你造成的傷害會比自己憤怒的對象所承受的傷害還要更大。寬恕是釋放自己，使自己繼續前進的重要步驟，使你不會一直卡在負面心態。憤怒和寬恕是屬於胃輪的情緒，因此下工夫疏通該脈輪可以幫助自己學習釋放憤怒與寬恕。

「我釋放對於〔對象名稱〕的所有憤怒，
並放手讓他進入正面的嶄新未來。」

冥想

　　採取仰臥姿勢，將黃虎眼石放在胃輪，雙手輕覆在黃虎眼石上。一邊將注意力集中在胃輪，一邊反覆唸誦上述祈禱文至少10分鐘，或是等到感覺釋懷為止。屬於胃輪的任何水晶都可用來進行這段冥想。

療方一：葡萄石與白水晶

　　採取舒適坐姿，一手握住白水晶，另一手握住葡萄石。反覆唸誦上述祈禱文10分鐘，或直到自己感覺平靜為止。

療方二：煙晶與粉晶陣

　　煙晶有助於轉化強烈的負面情緒，而粉晶則支持對於自己與他人的寬恕及無條件的愛。如要設置此水晶陣，請將粉晶（任何形狀均可）放在中央，在其周圍擺置四塊煙晶。然後一邊用手指沿著水晶陣的形狀虛畫，一邊在腦海觀想出自己的憤怒對象，並用白光包住那些對象。這個強力的水晶陣可以幫助緩解憤怒的感受，並將其轉化為寬恕與愛。

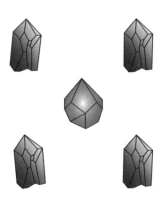

　　小祕訣：有時候，你其實是在對自己生氣。如要原諒自己，請將自己想像成自身怒意的對象，並專注在釋放那些針對自己的憤怒。

拒絕與接受
(Denial & Acceptance)

　　否認會阻止你承認自己的生活的確有著像是癮症、人際關係或疾病等等的大小問題。否認是防禦機制，有時用來避免那些使人無法承受的情緒，然而它也讓你無法以具有意義的方式過自己的人生。「接受」能協助你放下拒絕，並用創造性的方式解決困難、找出有用的解決方案來處理個人生活中的課題。

> ## 「我承認這事實並接受它的本貌，
> ## 並無條件地愛自己。」

冥想

　　否認的最大問題之一，即是你也許在意識層面並不知道自己正在否認，但在潛意識層面可能已經知道自己正在否認某事。所以在接受之前，你必得承認自己正在否認的事物。以下冥想可以幫助你揭露自己的否認，並予以承認而達到接受。請採取舒適的仰臥姿勢，閉上眼睛，維持正常呼吸，然後問自己：「我正在否認什麼？」接著專注於你的眉心輪，觀察後續發展。當你清楚知道自己在否認什麼的時候，就說出上述祈禱文，並用療癒的白光包圍自己。

療方一：紫色螢石及綠色螢石的脈輪能量工作

這個冥想需要用到一紫一綠兩塊螢石。將紫色螢石放在眉心輪以增進洞察力，將綠色螢石放在心輪以促進無條件的愛與接受。然後接著做前述的冥想。（如果你真的沒有一塊紫色螢石與一塊綠色螢石的話，可用兩塊只有紫色及綠色的彩虹螢石作為替代。）

療方二：彩虹螢石與白水晶的脈輪能量工作

這個冥想則會用到一塊具有藍色、綠色及紫色的彩虹螢石。採取仰臥姿勢，將彩虹螢石放在喉輪，白水晶放在頂輪。彩虹螢石裡面的藍色將會幫忙激勵你說出自己想說的真話，這動作對於釋放否認及願意接受至關重要。白水晶會放大靈性能量，為你提供來自神聖領域的力量與支持。觀想光透過白水晶進入你的頂輪，同時透過螢石進入你的喉輪。將能量向上運行到眉心輪，然後向下進入心輪。在進行觀想的同時反覆唸誦前述祈禱文5到10分鐘。

絕望與希望
(Despair & Hope)

當一切希望看似消失的時候，絕望就會出現。而在絕望的時候，即便是最渺小的希望也能點燃療癒的力量，讓你不會因絕望癱住不動，而是能做出該做的決定並繼續自己的人生。當你感到絕望時，請採取一些方法克服黯然無望的心態，重新燃起自己的希望。

> 「事物無法不變，一切都在改變，
> 所以我對正向的未來懷抱希望。」

冥想

請條列出你希望自己的生活會成為的模樣，把每一項目都改寫成正面肯定語句。然後每一天從這份清單選擇三個正面肯定語句，且每一句都反覆唸誦三次，並在開始與結束時唸誦上述祈禱文。

療方一：亞歷山大石及黑碧璽

在陳述自己的肯定語句時，用給予的手（慣用手）握住黑色碧璽，用接受的手（非慣用手）握住亞歷山大石。黑碧璽會吸收你的絕望，而亞歷山大石會帶來希望。每次練習之後務必為這些晶石淨化與充能，因為你的水晶會很快填滿非常沉重的絕望能量。

療方二：黃水晶與煙晶陣

這是運用黃水晶及煙晶的簡單線型水晶陣。將一塊煙晶（形狀任意）放在中央，其兩側各有一根黃水晶晶柱，並把它們的尖端指向你。請將水晶陣放置在你會待很長時間的地方，或是你的床邊。煙晶會吸收絕望的負面能量並轉化為正面能量，而黃水晶則透過晶柱的尖端將希望傳遞給你。請每天為你的水晶淨化及充能。

恐懼與勇氣
（Fear & Courage）

　　每個人都會有感到恐懼的時候，畢竟那是人類的自然反應。面對恐懼的勇氣意味著建設性地採取行動，無論自己有多害怕。出於勇氣的行為並不需要是張牙舞爪或膽大妄為。有時候，在面對被拒絕的恐懼時，勇氣是來自保持自身本性的力量。無論你的勇氣之舉是大是小，光是克服恐懼以做出正面改變就是莫大的勇敢行為。

> 「我有力量面對一切狀況；
> 我有勇氣行動並繼續前進。」

冥想

　　恐懼是海底輪的課題，而勇氣則是胃輪的主題。如果要用勇氣克服恐懼，請仰臥，閉上眼睛，保持正常呼吸，讓自己感受自身恐懼，並留意海底輪那裡的任何感覺。然後將注意力移到胃輪，觀想那脈輪發出強烈的金色之光，接著將自己的恐懼從海底輪向上移動到胃輪，讓金色之光臨在恐懼之上。維持這樣的冥想至少10分鐘。

療方一：石榴石與海水藍寶

石榴石能協助緩解恐懼，而海水藍寶則使你能夠勇敢行動。用給予的手（慣用手）握住石榴石，用接受的手（非慣用手）握住海水藍寶，靜靜坐著並閉上眼睛，感受自己的恐懼流向石榴石，而勇氣從海水藍寶流入自己。如果你處於需要大量勇氣的情況，請務必經常為這兩顆晶石淨化與充能。

療方二：黃虎眼石與血石的脈輪能量工作

在進行前述冥想時，將一顆黃虎眼石放在胃輪，並將一顆血石放在海底輪。

 小祕訣：如要鼓起勇氣面對生活的特定方面，也可以與相應脈輪的晶石並用。例如，若你害怕表達自己的真正意思，且需要勇氣來做這件事，請使用上述的黃虎眼石和血石之做法，並增加一顆用於喉輪的晶石，像是青金石；若要在愛當中克服恐懼並鼓起勇氣，則增加一顆用於心輪的晶石，例如粉晶。

目標與動力
(Goals & Motivation)

　　設定目標可以幫助你得到自己在生活中想要的事物，然而有時會失去動力。為了實現自己短期與長期目標，就要投入必需的思、言、行，而這一切都需要動力，才能使自己不斷前進。不過，即使我們朝著目標的實現穩定前進，現實生活也會經常設下難關，使我們頓時失去前進的動力。將這兩個主題結合運用，可以幫助你將注意力維持在自己要達到的目標，並繼續朝那方向邁出正面的腳步。

「我維持動力來實現自身目標。」

冥想

　　用正面肯定語句的形式寫下你的目標，亦即其用詞應是表達自己已實現這些目標。舉例來說，如果你的目標是馬拉松比賽，可以寫以下的肯定語句「我很感謝自己成功跑完馬拉松比賽，而且感覺快樂與健康」。請於每天早上醒來時，將你的每個肯定語句各重複三次，然後閉上眼睛，觀想自己每天都在為逐步實現自身目標而進行那些必須做的事情。

療方一：多晶陣

　　這個協助專注目標與動力的方陣需要五塊晶石，它們各自在相應的不同面向提供協助。先從負責放大的白水晶晶柱或晶簇開始，將它擺在中央。然後在白水晶的周圍，分別佈置代表動力的紅玉髓、代表自信的黃虎眼石、代表自制力的黑曜岩以及代表正直無愧的蘇打石，並形成正方形。此陣應設置在床邊桌上，每週需為這些晶石淨化與充能一到兩次。

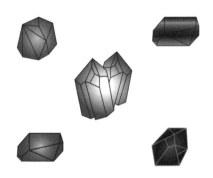

療方二：紫水晶與紅玉髓

　　在睡覺之前，採取仰臥姿勢，在自己的眉心輪放一顆紫水晶並自問：「我的目標是什麼？」專注在自己的眉心輪，注意浮現出來的事物。接著，將那些目標寫在一張紙上，再用那張紙包住一顆紅玉髓，最後將包好的紅玉髓放在枕頭下。紫水晶有助於釐清你的想法，而紅玉髓提供相應的能量和動力，讓你在睡醒時能夠逐步實現目標。

悲傷與慰藉
(Grief & Comfort)

人在悲傷的時候，會渴望得到慰藉。然而在強烈的悲慟當中，無論他人怎麼安慰，也許難以找到慰藉。緩解悲傷的最有效方式，可能就是向你自己的內在尋找某個能帶來慰藉的源頭。而這個從內在湧出的慰藉，係源自你的高我、指導靈、已逝親人或你所相信的任何神祇。

「我從高我得到慰藉以舒緩悲傷。」

冥想

安靜坐下，閉上眼睛，深深地呼吸。請將以下語句唸給自己聽：「我感謝更高層次的力量在我悲傷的時候帶來安慰。」讓自己感到溫暖與慰藉從宇宙進入身體，並以充滿愛的白光將你包圍。一邊繼續坐著唸誦上面的祈禱文，一邊允許那道光擁抱自己，並持續到覺得足夠為止。

療方一：煙晶與阿帕契之淚

用給予的手（慣用手）握住一塊煙晶，用接受的手（非慣用手）握住一塊阿帕契之淚。煙晶會接受、吸收及轉化你的悲傷，而阿帕契之淚則會傳來撫慰的能量。你可以在上述冥想過程這樣做，也可在日常生活中看似自己快要承擔不了悲傷的任何時候這樣做。由於強烈的情緒能量會迅速填滿這些晶石，請務必每天為它們淨化與充能。

療方二：海水藍寶與透石膏

運用海水藍寶促進痛苦情緒的釋放，並使用透石膏向更高層次的力量尋求慰藉。用給予的手（慣用手）握住海水藍寶，用接受的手（非慣用手）握住透石膏，接著容許自己的情緒流進海水藍寶，並讓透石膏帶來的平靜與慰藉流進自己。持續進行至少10分鐘，或直到自己感到慰藉、悲傷有所緩和為止。

落實接地與靈性保護
（Grounding & Spiritual Protection）

　　這套組合能為治療師、光行者、能量工作者、運用心靈直覺或高同理心的工作者，還有須在高度心靈壓力環境工作的人們帶來好處。落實接地尤其重要，因為它使你與大地保持穩固的連結。後續的靈性保護可以讓你免受任何負面能量的影響，這個動作也很重要，畢竟開頭提到的幾種人物，其工作特質會使他們非常容易接受來自他者的能量影響。

> *「我落實接地、回歸中心，*
> *並有護衛的白光將我包圍。」*

冥想

　　舒適地坐在椅子上，雙腳踏地，閉上眼睛，保持正常呼吸。將雙手放在肚臍上，唸誦上述祈禱文。接著觀想出一條從你的腳底延伸進入地球的銀色光索，將你的銀索固定在地球的中心，並想像一道粉紅光束沿著繩索向上移動並進入你的腹部。感覺粉紅光束在你的腹部變成一顆溫暖的球體，那球體在你的手底下變得溫暖並進入你的雙手。再將雙手往外伸向身體兩側，掌心朝上。當你將粉紅光從自己的中心向外推以完全包覆自己的同時，釋放兩手的粉紅光以形成包圍自己的圓圈。最後唸誦祈禱文十遍。

療方一：黑碧璽與白水晶

黑碧璽既是接地石又是保護石，而白水晶則能使個體與神連結。當進行能量工作時，我總會攜帶黑碧璽與白水晶，並在完成工作之後立即為它們淨化與充能。白水晶增強黑碧璽的落實接地與保護性質，因此當你覺得需要落實接地與保護時，請同時使用這兩款晶石，並用給予的手（慣用手）握住黑碧璽，用接受的手（非慣用手）握住白水晶。

療方二：拋光的赤鐵礦與透石膏

經過拋光的赤鐵礦具有反光的表面（譯註：這樣的赤鐵礦另稱黑膽石），可將負面能量反射離開你。同時，它那深紅到黑的顏色使它成為海底輪的晶石，可以幫助你落實接地。戴上經過拋光的赤鐵礦戒指以落實接地及獲得保護，並在完成能量工作後務必立即淨化戒指。運用透石膏的戒指以向更高層次的源頭請求保護，並依據需要淨化戒指。如果你要進行大量的能量工作，也許最好準備幾個不同的戒指輪替使用。

小祕訣：赤鐵礦戒指在耗盡所有接地與保護能量，或是吸飽負面能量之後會斷裂。如果發生這種情況，請勿驚慌，因為這是很常見的狀況，那是在告訴你該換別的戒指來用。戒指的碎片請務必丟棄，不要將這些碎片跟其他水晶放在一起，因為那樣的赤鐵礦已經裝滿自己吸來的負面能量。

內疚與羞愧
(Guilt & Shame)

內疚與羞愧是一體兩面，然而這些實在太過常見的自毀情緒所示現的挑戰，也讓你有機會可以改善自己。雖然它們可以當成指引方向的助力，若你將它們內化而成為自我形象的一部分時，它們就會阻止你以健康的方式走出自己的人生。

> *「我承認那些導致自己內疚的行為。*
> *我釋放任何殘留的羞愧感受。」*

冥想

選用手邊任一種海底輪晶石（例如石榴石）來冥想。請一邊進行下列冥想，一邊專注在海底輪。深吸一口氣，然後說：「我承認那些導致自己內疚的行為。」並在呼氣時，一邊想像你的羞愧從海底輪流出去並在宇宙消散，一邊反覆唸誦：「我釋放任何殘留的羞愧感受。」依此進行至少10分鐘，或者直至自己感到釋懷為止。

療方一：天河石與石榴石的脈輪能量工作

　　羞愧與內疚是海底輪的課題，然而當我們的行為正當化這些感覺時，喉輪的「正直無愧」課題也會參與其中。請在地板或床上仰臥，並將天河石放在喉輪、把石榴石放在海底輪上，然後閉上眼睛，感受兩個脈輪之間的能量流動。維持這樣的姿勢與晶石位置10到15分鐘，讓自己隨順任何浮現出來的情緒，充分感受它們並釋放之。

療方二：橄欖石與黃水晶

　　採取舒適坐姿，用給予的手（慣用手）握住橄欖石並閉上眼睛。將自己的內疚和羞愧想像成身體裡面的黑暗陰影，看著它們遠離自己的身體並消散到宇宙中，接著用療癒的白光填滿自己的身體。完成觀想後，靜靜地坐著，並用接受的手（非慣用手）握住黃水晶以建立自信，同時將注意力集中在自己的胃輪。依此要領進行5分鐘。

無保障感與自信
（Insecurity & Self -Confidence）

　　你的保障感係源自海底輪，而自信則來自胃輪。這兩個主題經常一起呈現，亦即若你從未感到自己的存在得到保障的話，那就難以擁有任何類型的自信。如要鞏固自信，你必得先處理自己在安全感或保障感方面的任何課題。因為人要先滿足較為基本層面的需求，才能夠滿足更高層面的需求。

「我對於自己與個人生活都覺得安全、有保障，而且很有信心。」

冥想

　　我們可以運用冥想來強化自己的海底輪與胃輪。請仰臥並閉上眼睛，保持正常呼吸。觀想自己的海底輪裡面有著旋轉無休的紅光，胃輪裡面則有著流轉不停的黃光，然後使能量在這兩個脈輪之間往來流動。一邊持續這樣的觀想，一邊反覆唱誦上述祈禱文，至少進行10分鐘。

療方一：紅虎眼石與黃虎眼石

　　我喜歡將虎眼石視為自信之石，因為它們給我的感覺是如此強烈的自我肯定。我有各種顏色的虎眼石，它們是我最喜歡的晶

石之一。而這裡的用法，則是在進行前述冥想時，將紅虎眼石放在你的海底輪，將黃虎眼石放在胃輪。

療方二：紅縞瑪瑙與太陽石

紅色或黑色的紅縞瑪瑙是很好的兩用晶石，除了有助於清除那些與海底輪相關的安全感課題之外，還能用於增加自信。太陽石則會提升你的自我價值感。將紅縞瑪瑙與太陽石放進褲子口袋隨身攜行，這樣當你感到沒有保障並需要增加信心時，它們就在這兩個脈輪附近。（即海底輪與胃輪。）

 小祕訣：屬於海底輪的任何晶石都可以幫助你清除沒有保障的感受，而胃輪的任何晶石均可增加自信心。請嘗試各種紅色或黑色的海底輪晶石與金色或黃色胃輪晶石的不同組合，看看哪種組合對你最有幫助。你可以將它們隨身攜帶或在冥想時使用。如果你要把它們握在手中，請務必用接受的手（非慣用手）握住自己希望獲得的面向（在這裡是自信），並用給予的手（慣用手）握住想要去除的面向。

靈感與創造力
(Inspiration & Creativity)

　　即使是最具創造力的人，也會有覺得苦思不得的片刻，而那就是特別需要靈感的火花來使自己的創造力再度轉旺的時候。不過，即使你沒有遇到創造力枯竭的狀況或是個人對於創造力並無特別需求，尋找創造性的靈感也能在你的人生道路上帶來許多益處。

> 「我受到高我的啟發，並在生活的
> 所有面向表達自己的創造力。」

冥想

　　我們係由兩個地方得到靈感，其一是頂輪，它接收來自源頭的靈感，其二為眉心輪，因為那裡有著高我的靈感和洞察力。而創造力則在臍輪形成。將上述這些脈輪整合在單一冥想當中，可以幫助激發概念與靈感的流動，讓它們從較高的脈輪往下流到創造力的脈輪。閉上眼睛，採取舒適坐姿，保持正常呼吸。觀想上方出現一道白光，並從你的頂輪進入身體，然後將那能量帶入眉心輪，將白光與眉心輪的紫羅蘭色或靛藍色混在一起。接著將混合的能量往下流動，一一穿透位在中間的幾個脈輪，最後進入臍輪，並與那裡的橙色能量混合。在觀想的時候，同時反覆唸誦上述祈禱文，並至少進行10分鐘。

療方一：紫水晶與紫黃晶陣

　　紫水晶是頂輪與眉心輪的水晶，能夠帶來靈感，而黃水晶則是創造力之石。為了在睡覺時激發創造力，請在自己的床邊桌上放置小型的紫黃晶陣。將一塊紫水晶放在晶陣中心，然後在其周圍用紫黃晶圍成三角形，並確保三角形的其中一角直接指向你的頭部（譯註：係指睡覺時的頭部位置），將能量引向你。（如果沒有紫黃晶，可以使用黃水晶代替。）

療方二：黃水晶與橙色方解石

　　黃水晶能幫助你敞開心智，讓靈感進來。橙色方解石則從臍輪汲取創造力，將其與來自更高源頭的靈感結合。用5到10分鐘的時間靜靜坐著，並用接受的手（非慣用手）握住一塊黃水晶，並專注於自己的胃輪。然後進行前述冥想，並用接受的手握住一塊橙色方解石。

寂寞與知足
(Loneliness & Contentment)

很多人相信寂寞的相反是愛，但其實是知足。有時候，我們在生活中無法與某個人一起找到我們渴望的愛，而孤獨感之所以存在，也許是為了使我們繼續向外與他人接觸，或是促使我們與自己、自己的靈魂還有神聖根源交流。無論你的人際關係狀態為何或是出現在你生命中的人們有多少，請在生活中找到知足，這應是在處理自己可能感受到的孤獨時的重要心態。

> 「我在自己的陪伴當中
> 感到平靜和滿足。」

冥想

閉上眼睛，採取舒適坐姿，維持正常呼吸。觀想自己獨自坐在某個空間裡面，那裡除了你自己之外空無一物。接著唸誦前述祈禱文，讓光從你的上方與你的裡面散發出來，而那股光、也就是白光與愛，將你包在其中，這部分至少進行10分鐘。

療方一：紫水晶、黃水晶與粉晶

紫水晶將你連結到靈魂與高我，黃水晶則強化你與自己為伴的享受，而粉晶則強化對於自己與他人的無條件之愛。在進行前述冥想時，用接受的手（非慣用手）握住紫水晶與黃水晶，用給予的手握住粉晶並輕輕按壓心輪。

療方二：含紅寶石的鉻雲母

紅寶石是另一種能夠增長知足的晶石，而鉻雲母則是增長自愛及正面人際關係的心輪晶石。含有紅寶石的鉻雲母即是這兩者的融合，因此十分適合處理這種組合課題。晚上在枕頭底下放一塊含有紅寶石的鉻雲母，並且每天早上為它淨化與充能。你也可以使用各自獨立的紅寶石與鉻雲母，並在運用此療方時將它們擺在一起。

敞開心胸與人際關係
(Opening the Heart & Relationships)

　　每當你與某人互動時，都會與對方建立某種人際關係。雖然許多人傾向認為人際關係只是自己與朋友、家人或同事之間的關係，但實際上你與遇到的每個人都處於某種類型的人際關係裡面。擁有開放及滿懷愛意的心可以幫助改善每一種進入你生活的人際關係，不論那對象是你的重要人生伴侶，還是為你服務的外帶熟食店家櫃檯人員，均是如此。敞開自己的心就能促進正面的互動。

> ## 「我的心向充滿無條件之愛的人際關係
> ## 與互動敞開。」

冥想

　　對於自己遇到的每一個人，無論互動有多麼短暫，就想像一道綠光從自己的心輪流向對方的心輪，再從對方的心輪流向自己的心輪。如果你發現自己很難有這樣的想像，那就靜靜坐著，觀想自己在過著日常生活、遇見人們，並看著自己與對方不斷交換這股敞開心胸的愛。

療方一：粉晶與青金石的脈輪能量工作

仰臥並閉上眼睛，將一塊粉晶放在心輪，將一塊青金石放在喉輪。觀想能量在兩個脈輪之間流動。粉晶會將你的心敞開，而青金石則會促進溝通，並協助你擁有真誠的人際關係。維持這樣的仰臥姿勢達10分鐘。

療方二：粉晶與黃水晶的脈輪能量工作

有時候，你需要敞開心胸的對象就是你自己。這裡的脈輪冥想會專注在胃輪（以建立自我價值感）與心輪（以找到無條件的愛）。在進行前述冥想時，採取舒適的仰躺姿勢，並在心輪放上粉晶、胃輪放上黃水晶。閉上眼睛，觀想這兩個脈輪正在敞開，而能量在它們之間自由流動並遍佈整個身體。請持續這樣的冥想至少10分鐘。

釋放負面心態及提升
正面能量
(Releasing Negativity & Increasing Positive Energy)

你會收到自己向宇宙發送的任何事物——這是吸引力法則的揭示。因此,若你在負面心態鑽牛角尖,就是在創造出讓更多負面心態來到你這裡的能量環境。除非你積極努力增加生活中的正面能量,不然這可能會是非常難以脫離的循環。如果你發現自己困在負面心態當中,重要的是別再糾結於負面心態,這只會給它更多能量,反而應該專注於產生正面能量以扭轉局面。

> 「我充滿正面能量,它為我的生活帶來
> 正面的事物。」

冥想

閉上眼睛,採取舒適坐姿,深深地呼吸。在呼氣時,想像自己的負面能量為一團烏雲,而它正逐漸離開你的身體,並消融成包圍自己的白光。在吸氣的同時,一邊想像正面的白光進入並充滿自己,一邊在腦海重複上述祈禱文。每天至少進行10分鐘。

療方一：堇青石與黑碧璽

　　堇青石是美麗的水藍色晶石，它能吸引正面能量，而黑碧璽則能吸收負面心態。請在進行上述冥想時，用給予的手（慣用手）握住黑碧璽，用接受的手（非慣用手）握住堇青石。務必每週都為它們淨化與充能，以維持良好運作。

療方二：捷克隕石與琥珀

　　我個人對於能夠多工的水晶相當著迷，捷克隕石就是其中之一，而我認為它非常適合用來轉換能量。它是轉化的晶石，能將任何狀況的能量從負面轉為正面，用於自己在負面心態鑽牛角尖時會很不錯。琥珀則是幸福及喜悅之石，所以能夠增加正面能量。在進行前述冥想時，用給予的手（慣用手）握住捷克隕石、用接受的手（非慣用手）握住琥珀達10分鐘，同時留意能量進入捷克隕石被轉化成正面振動回返給你的過程，而琥珀則從接受的手添進正面能量與快樂。請每週為晶石淨化數次，不過若你處於非常負面的循環當中，請每天都要淨化晶石。

怨恨與放下
（Resentment & Letting Go）

　　當你怨恨某人時，就會在靈性及情緒層面抓住自己與對象不放，這情況也會對未來的人際關係產生負面的影響。學會放下怨恨可以療癒人際關係，或者可以使你跟對象感到釋懷，讓你們在人生中繼續前進，無論那是攜手並進或分道揚鑣都沒問題。有些人際關係即使放下怨恨也無法療癒，但這不是問題，重要的是你們都從這段關係學習各自需要的課題，而且你們都已放下彼此，容許各自走向正面且健康的未來。

> 「我釋放自己對於〔說出對象的名字〕
> 的憤怒與怨恨，並祝福〔他／她〕
> 擁有正面的未來。」

冥想

　　採取舒適坐姿並閉上眼睛，保持正常呼吸。觀想自己怨恨的對象，並把自己的怨恨想像成圈住對象的厚重鎖鏈。然後從你的心向那對象發送愛的光芒，看著愛將那條圈住對象的鎖鏈粉碎。接著請一邊用光完全籠罩對象，一邊反覆唸誦上述祈禱文至少10分鐘。

療方一：紅玉髓與苔蘚瑪瑙

　　紅玉髓可助你釋放怨恨，而苔蘚瑪瑙則能幫助你釋放怨恨與放下。綠色的苔蘚瑪瑙是不錯的心輪晶石，可以讓你在憤怒或怨恨的時候還可以去愛，它還可以幫助你放下苦楚與怒氣。進行前述冥想時，用接受的手（非慣用手）握住一塊苔蘚瑪瑙，並用給予的手（慣用手）握住一塊紅玉髓。

療方二：黑碧璽與琥珀

　　有時候，怨恨與苦楚是因為人際關係的其中一方或雙方為這關係帶進大量有毒能量。就此狀況而言，放下那些情緒就變得更加重要。黑碧璽可以通過吸收人際關係本身創造出來的負面能量，以協助你放過自己與對方。進行前述冥想的同時，用給予的手（慣用手）握住一塊黑碧璽10分鐘，連續每天進行並至少維持一週，專注於釋放自己的怨恨或負面感受，讓它流入黑碧璽。每次冥想完成之後，請立即淨化黑碧璽並為其充能。在完成冥想之後，用接受的手（非慣用手）握住琥珀5分鐘，以增長喜樂以及那些能夠溫暖人心的感受。

 小祕訣：有時候，對於某段人際關係的最好療癒方法是放開它、離開它。人際關係若已無法符合關係的雙方各自要行走的人生道路，就容易增長怨恨。不過，關係的雙方若是願意承認那段在一起的時光，對彼此都有好處，除了可以幫助分開之外，也能在感謝彼此都曾相互扶持的當中放下這段關係。

壓力與平靜
(Stress & Peace)

生活的壓力如果過多，會使個人無法感到平靜。不過，若你能在自己的內心找到平靜之地，就能在面對無從避免的壓力時有個可以待的避難所，讓你可以稍微緩一緩。無論生活中發生什麼事情，我們的內在都有一個可以讓自己恢復能量的寧靜之地。因此你若能找到自己的平靜源頭，就能幫助自己做好壓力管理。

> 「我釋放所有的壓力，
> 並進入我的平靜之地。」

冥想

安靜坐下，閉上眼睛，深深地呼吸。集中所有的內在能量，在你裡面找到一個安靜的空間。當你專注於這個安靜之地時，一邊反覆唸誦上述祈禱文，一邊吸入寧靜並呼出壓力。這段冥想至少要維持10分鐘。

療方一：縞瑪瑙與透石膏

黑色的縞瑪瑙會吸收負面能量，而透石膏則具有非常平靜的能量。手握透石膏，甚至注視它，都可以幫助你達到更加鎮定、更為平靜的狀態。在壓力甚大的時期，請隨身攜帶縞瑪瑙與透石膏，並在覺得很有壓力時，一邊用給予的手（慣用手）握住縞瑪瑙，一邊深呼吸，讓它吸收你的壓力。然後，一邊用接受的手（非慣用手）握住透石膏，一邊深呼吸並唸誦前述祈禱文十遍，同時深深望進它的深處。

療方二：黑曜岩與藍色方解石

黑曜岩具有鎮靜的功效，還能吸收負能量，而藍色方解石可以協助緩解壓力的生理徵狀，並使感官舒緩下來，讓你找到內在的平靜。進行前述冥想時，將黑曜岩握在給予的手（慣用手），將藍色方解石握在接受的手（非慣用手）。

 小祕訣：如果你是在非常有壓力的環境中工作，請在辦公桌上放置一塊透石膏。像是那種置放在具有打光效果的基座上面的透石膏晶柱，用在這方面會很不錯，而且許多水晶商家都有賣。基座會改變打光的顏色，使透石膏發出不同顏色的光彩。看著透石膏不斷變化顏色的光彩，就能釋放壓力並增加平靜的感受。

6

CHAPTER

水晶資訊

這一章收錄99種水晶的資訊，用來協助你熟悉它們的來源、顏色及主要用途。各位治療師若想將水晶療法併入自己的脈輪個案，這裡的資訊也特別提及每種晶石的對應脈輪。最後，在每一筆晶石資訊的末尾都會有推薦的放置方式，讓晶石的振動力量能夠發揮到最大。

瑪瑙（Agate）

　　瑪瑙是石英（quartz）及玉髓（chalcedony）的一種形式。它是具有帶狀條紋的半透明石頭，有著多種顏色和外型。你可以找到許多不同種類、切割和外型的瑪瑙，包括光滑的圓球、拋光的滾石、粗糙的原石及經過拋光的橫切片（cross section）或瑪瑙片（slab）。許多市售瑪瑙已經染色以強調其顏色特徵。

產地

　　澳大利亞、巴西、捷克共和國、印度、墨西哥、摩洛哥、美國

顏色

　　藍色、綠色、棕色、黃色、粉紅色、白色、橙色、黑色、紫色、灰色、紅色

主要用途

　　強化情緒平衡及療癒、平衡陰陽、促進情緒平靜、增加自信、改善聚焦和專注、幫助克服怨憤、療癒怨恨（其他用途依晶石顏色而定）。

脈輪

　　心輪、海底輪

放置方法

　　將瑪瑙放在適當的脈輪；用任一手握住；做成飾品佩戴；放進口袋隨身攜行。

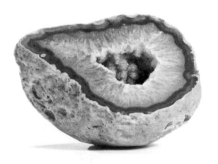

藍紋瑪瑙 (Agate, Blue Lace)

這種柔軟的藍色瑪瑙遍佈著迷人的白色或灰色條紋。這是非常好看的石頭，具有半透明的質地，並在拋光後顯現高度光澤。它算是比較堅硬的晶石。

產地

非洲（特別是南非）、澳大利亞、巴西

顏色

天藍色到紫藍色，間有白色及灰色的條紋

主要用途

促進平靜感受、協助平靜及真誠的溝通、利於公眾演講、促進寧靜、幫助減輕內心深處的負面情緒、協助個體與靈性存在溝通。

脈輪

眉心輪、喉輪

放置方法

將藍紋瑪瑙觸碰適當的脈輪或放在該位置；用接受的手（即非慣用手）握住以支持平靜；用給予的手（即慣用手）握住以支持真實或溫和的溝通；做成飾品佩戴（特別是項鍊或耳飾）；放進口袋隨身攜行；若要公開演說，可放在講台；放在用於冥想的空間。

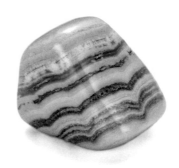

苔蘚瑪瑙 (Agate, Moss)

只要一看到苔蘚瑪瑙，就會明白它的名稱由來。這種瑪瑙具有苔蘚的顏色，顏色則從淺綠色到深綠色不等，還有雜有白色、棕色、灰色或黑色的斑點。它是半透明的晶石。

產地

澳大利亞、巴西、捷克共和國、印度、墨西哥、摩洛哥、美國

顏色

綠色

主要用途

增長對於大自然的感恩、改善園藝的能力、支持新的開始、招財、鼓勵各種類型的愛。

脈輪

心輪

放置方法

將苔蘚瑪瑙觸碰心輪或放在該位置；用任一手握住；收在錢包或現金箱裡面；放在植物周圍或花園棚架；放在襯衫或夾克的口袋隨身攜行。

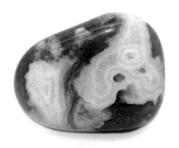

亞歷山大石 (Alexandrite)

這種獨特的水晶在被切割成刻面（facet）時，會根據寶石位置及照明方式而從藍綠色或綠色變成紫色。這種色彩變化使它非常受到歡迎，但它本身也相當稀少。你會發現那些可以入手的亞歷山大石絕大多數可能係由奧地利水晶（Austrian crystal，譯註：即水晶玻璃）製成——本身很漂亮，只是沒有任何療效。這種晶石因沙皇時期俄國的使用而為眾人所知，並以沙皇亞歷山大二世（Czar Alexander II）的名字稱之。

產地

巴西、俄羅斯、斯里蘭卡

顏色

在「綠色到藍綠色」與「紫色至覆盆子色（raspberry）」之間不斷變換

主要用途

增強自尊、加強積極情緒、增強信心、促進樂觀、增長喜悅、帶來好運、促進個體與高我的連結、改善直覺。

脈輪

心輪、眉心輪、頂輪

放置方法

將亞歷山大石放置在適當的脈輪；做成飾品佩戴；用接受的手（即非慣用手）握住；放進口袋隨身攜行。

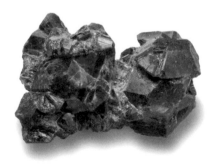

天河石（Amazonite）

　　天河石是長石（feldspar）家族的成員，呈現藍綠色／綠松石色（turquoise，即土耳其藍），略有虹彩光澤。它是質地較軟的石頭，容易被刮傷並產生凹痕，所以最好將天河石單獨攜帶或用布包好，以免其他晶石刮傷它。請勿用水或鹽來淨化天河石。

產地

　　澳大利亞、巴西、加拿大、納米比亞、俄羅斯、美國、辛巴威

顏色

　　綠色、水青色（aqua）

主要用途

　　提供對於電磁能量的保

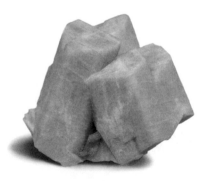

護、鎮靜和舒緩情緒、促進平靜感受、緩解壓力、協助平衡陰陽、促使個體對準自身真相，敞開心胸並促進愛的流動、引動直覺。

脈輪

　　喉輪、心輪

放置方法

　　將天河石直接放置在適當的脈輪；用於第三眼以強化直覺；用接受的手（即非慣用手）握住以支持平靜感受；用給予的手（即慣用手）握住以吸收壓力；放進口袋隨身攜行；做成飾品佩戴（特別是項鍊或耳飾）。

琥珀 (Amber)

　　琥珀雖然嚴格來說並不是水晶，它其實是變成化石的樹脂，但仍被廣泛用在水晶療法。最好的琥珀產自波羅的海地區。它通常可能含有細小雜質，包括氣泡、物質碎片，甚至昆蟲的化石。請勿用水或鹽來淨化琥珀。

產地

　　多明尼加共和國、德國、英國、義大利、波蘭、羅馬尼亞、俄羅斯

顏色

　　金黃色到深蜜棕色（deep honey brown）

主要用途

　　緩解疼痛、清除負面事物、淨化脈輪與氣場、淨化來自環境的能量、增強記憶、促進平靜與信任的感受、緩解壓力。

脈輪

　　胃輪、喉輪

放置方法

　　將琥珀做成飾品佩戴（項鍊、手鐲、手鍊或耳飾）；放進口袋隨身攜行；用接受的手（即非慣用手）握住以接受正面的能量。

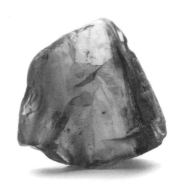

紫水晶（Amethyst）

紫水晶是石英水晶的一種，屬於半寶石，其名源自希臘語的「不醉」（*amethustos*）。在歷史上，人們認為它是可以防止酒醉、有助於保持清醒的晶石。

產地

巴西、加拿大、東非、英國、印度、墨西哥、俄羅斯、斯里蘭卡、美國

顏色

紫色

主要用途

增強直覺和內視力、支持意識清醒、治療失眠、促進安穩睡眠、強化心靈能力、支持個體與靈性領域及高我的連結。

脈輪

眉心輪、頂輪

放置方法

將紫水晶直接放在適當的脈輪或觸碰該位置；做成飾品佩戴（特別是項鍊或耳飾）；放進口袋隨身攜行；用接受的手（即非慣用手）握住；放在枕頭下或床邊小桌上；放在用於冥想的空間。

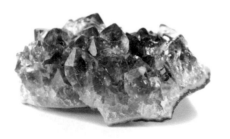

紫黃晶（Ametrine）

紫黃晶是石英水晶的一種。它是紫水晶和黃水晶的天然組合，形成少見的可愛雙色晶石。

產地

巴西、加拿大、東非、英國、印度、墨西哥、俄羅斯、斯里蘭卡、美國

顏色

紫色與黃色

主要用途

紫黃晶結合紫水晶和黃水晶的主要品質，可促進繁榮、改善自我價值感、促進個體與高我意識的連結、強化靈性與心智的清晰、淨化氣場、釋放負面事物。

脈輪

眉心輪、胃輪、頂輪

放置方法

將紫黃晶觸碰適當的脈輪或放在該位置；做成飾品佩戴（特別是項鍊或耳飾）；放進口袋隨身攜行；放在家宅的財位；用接受的手（即非慣用手）握住；收在錢包或現金箱裡面；放在用於冥想的空間；放在床邊或枕頭、床墊底下。

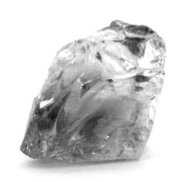

天使石 (Angelite)

天使石是天青石的一種，係經過數千年的巨大壓力而形成。你通常看到的天使石是拋光過的淺藍灰色圓潤石頭，不過也有可能看到它的橫切片。這種晶石遍佈白色條紋，此特徵在橫切片特別明顯。

產地

英國、利比亞、墨西哥、祕魯、波蘭

顏色

灰藍色雜有白色

主要用途

增長覺知、協助個體與高我意識連結、支持平靜感受、支持個體接觸更高層次的存在、使個人言行正直、增長慈心。

脈輪

喉輪、眉心輪、頂輪

放置方法

將天使石觸碰適當的脈輪或放在該位置；觸碰腳底以清淨脈輪；做成飾品佩戴（特別是項鍊或耳飾）；放進口袋隨身攜行；用接受的手（即非慣用手）握住；放在用於冥想的空間。

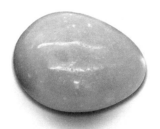

阿帕契之淚 (Apache Tears)

　　阿帕契之淚是光滑圓潤的黑曜岩塊，是一種深色的火山玻璃，其觸感溫暖、滑順，將它拿起對著光源看時呈半透明狀。它質地很軟，很容易被刮傷，所以你也許要把它包在布裡，避免直接接觸其他晶石。請勿用水或鹽來淨化阿帕契之淚。（譯註：其地質學名稱為「珍珠狀流紋玻璃」marekanite。）

產地

　　全球各地

顏色

　　深灰色到黑色

主要用途

　　為悲傷提供支持，讓難過得以過去、吸收負面事物、強化落實接地、引發情緒層面的療癒、提供靈性保護、提供保護以防止負面情緒（包括你自己及其他人）、幫助個體從虐待當中恢復。

脈輪

　　海底輪

放置方法

　　將阿帕契之淚觸碰海底輪或放在該位置；用給予的手（即慣用手）握住；放在褲袋隨身攜行；放在特定房間以抵禦負面事物；參加喪禮或是其他跟悲傷有關的場合時隨身攜帶。

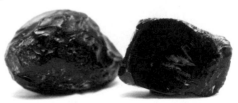

磷灰石（Apatite）

磷灰石是屬於磷酸鹽的礦物，通常是藍色。你雖能找到其他顏色（例如黃色），但這情況相當罕見。它是易碎的晶石，光是從手中掉到地上就有可能碎掉，因此請務必謹慎處理磷灰石，並在碰觸其他晶石時要特別注意。

產地

墨西哥、挪威、俄羅斯、美國

顏色

藍色、黃色、白色、灰色、綠色、紫色（purple）／紫羅蘭色（violet）

主要用途

增強自我表達、助長靈感以帶出概念及創造力、助長能量以支持個體實現自身願望、改善個人動力。

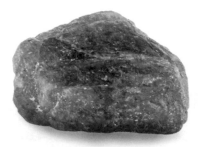

脈輪

喉輪、眉心輪

放置方法

將磷灰石觸碰適當的脈輪或放在該位置；用任一手握住；放在身體上任何覺得需要的部位；放進口袋隨身攜行；做成飾品佩戴（特別是項鍊或耳飾）；帶至會議室或其他地方以促進溝通；放在桌上以激發創意思考；放在用於冥想的空間以協助具現肯定語句及觀想的意境。

海水藍寶 (Aquamarine)

幾百年以來,水手們一直運用這種具有海之名字與色彩的水晶,以期增進航海安全並防止淹溺。海水藍寶是綠柱石（beryl）的一種,通常用於製作美麗的寶石首飾,其令人驚豔的藍綠色備受眾人珍愛。

產地

巴西、愛爾蘭、墨西哥、中東、俄羅斯、美國、辛巴威

顏色

藍綠色／綠藍色

主要用途

提供勇氣、提供保護以防止負面能量、促進旅行安全、緩解各種恐懼症、減輕焦慮和恐懼、支持表達真相、淨化及鞏固氣場、克服批評、有助於緩解壓力並恢復鎮定。

脈輪

心輪、眉心輪、喉輪

放置方法

將海水藍寶做成飾品佩戴（特別是項鍊或耳飾）;放在適當的脈輪;放進口袋隨身攜行;用接受的手（即非慣用手）握住;放在身體上任何覺得需要的部位;收在隨身行李裡面以保障旅行平安。

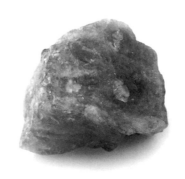

霰石（Aragonite）

　　霰石是碳酸鈣的一種結晶形式，也存在於珊瑚、石灰岩及其他岩層當中，其英文名稱係取自西班牙的莫利納德亞拉貢（Molina de Aragón）城鎮。它是質地較軟的礦物，因此必須注意避免受損。請勿用水或鹽來淨化霰石。

產地
　　英國、斯洛伐克、西班牙

顏色
　　白色、棕色、黃色、綠色

主要用途
　　幫助落實接地、增長接納的心態、產生情緒層面的平衡、對抗壓力、緩解焦慮、減輕怨恨、協助專心。

脈輪
　　海底輪、胃輪、頂輪

放置方法
　　將霰石觸碰適當的脈輪或放在該位置；在落實接地時，用兩手握住；放在用於冥想的空間；放在褲袋隨身攜行；如果工作具有高度壓力，將霰石放在辦公桌上。

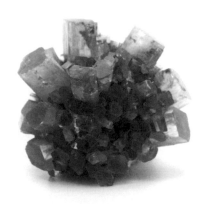

藍色東菱玉（Aventurine, Blue）

　　藍色東菱玉有著可愛的寶藍色，並且可能帶有一點灰色，它本身具有石英內含物。其原文名稱係源自「砂金效應」（aventurescence）一詞，係指在具有高反射表面的晶石看到的一種光學效應。（譯註：東菱玉另名砂金石。）

產地

　　巴西、中國、印度、義大利、尼泊爾、俄羅斯、西藏

顏色

　　藍灰色到藍色

主要用途

　　提高心靈覺察力及洞察力、助長個人正直、改善溝通、面對壓力保持鎮定、改善自律、支持對於壞習慣的克服能力。

脈輪

　　眉心輪、喉輪

放置方法

　　將藍色東菱玉觸碰適當的脈輪或放在該位置；用任一手握住；放進口袋隨身攜行；放在需要促進平靜及強化溝通的空間。

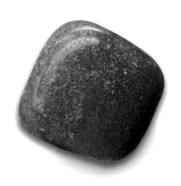

綠色東菱玉
（Aventurine, Green）

綠色東菱玉呈現亮綠色，帶有白色及（或）灰色條紋。這種不透明的水晶具有光澤，係石英的一種形式，其綠色源自鉻雲母（fuchsite）。

產地

巴西、中國、印度、義大利、尼泊爾、俄羅斯、西藏

顏色

淺綠色到豔綠色（vivid green）

主要用途

增長愛、支持財運及豐盛、促進療癒、接引新的友誼。

脈輪

心輪

放置方法

將綠色東菱玉觸碰心輪或放在該位置；做成飾品佩戴（特別是項鍊）；放進口袋隨身攜行，用接受的手（即非慣用手）握住以促進接受友誼；用給予的手（即慣用手）握住以促進給予友誼；放在家宅或房間的財位。

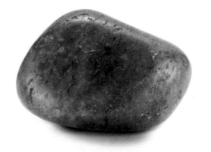

橙色東菱玉
（Aventurine, Orange）

這種橙色晶石具有淡雅的光澤，其顏色可能為棕橙色或純橙色。它有一點透明，你也許能夠看到該晶石裡內有著顏色或深或淺的橙色斑點。

產地

巴西、中國、印度、義大利、尼泊爾、俄羅斯、西藏

顏色

橙色

主要用途

增加幸運、協助培養新的開始、灌輸勇於冒險的精神、助長毅力、強化決心、幫助個體建立自我意志及自我控制。

脈輪

臍輪、海底輪

放置方法

將橙色東菱玉觸碰適當的脈輪或放在該位置；用任一手握住；放在褲袋隨身攜行；做成飾品佩戴（特別是手鐲、手鍊或戒指）。

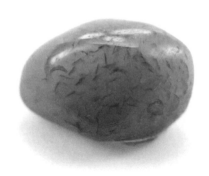

藍銅礦 (Azurite)

顧名思義，藍銅礦是美麗的深邃藍色（即蔚藍色azure）水晶，含有金色、綠色或黃色的斑點。它是質地較軟的水晶，因此在攜帶它或與其他寶石一起使用時需要謹慎處理，避免它受傷。藍銅礦通常會出現在銅礦床中，其市售類型也許是未經處理的礦石或經過拋光的水晶。

產地

澳大利亞、智利、埃及、法國、祕魯、俄羅斯、美國

顏色

深藍色

主要用途

開啟第三眼、支持個體與高我的溝通、強化直覺、

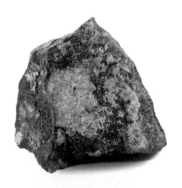

支持明悟、協助心靈能力的發展、幫助消融悲傷或壓力等等的深層負面情緒、強化溝通、增長個人正直品行。

脈輪

眉心輪、喉輪

放置方法

將藍銅礦觸碰適當的脈輪或放在該位置；用接受的手（即非慣用手）握住；做成飾品佩戴（特別是項鍊或耳飾）；放在用於冥想的空間；在參加喪禮或其他滿溢情緒的場合時隨身攜帶。

血石（Bloodstone）

血石的另一個英文名稱是heliotrope。之所以用血命名，係因其被認為有助於淨化血液及對抗血液疾病。它的顏色是帶有紅色斑點的綠色，實際上是帶有氧化鐵（iron oxide）斑點的玉髓（chalcedony）。它的顏色組合相當適合用在一併處理海底輪及心輪的時候。

產地

澳大利亞、巴西、中國、印度、俄羅斯

顏色

綠色雜有紅色斑塊

主要用途

支持落實接地、敞開心胸、促進個體發展自身力量、強化勇氣、放下恐懼、增長心智的力量

脈輪

海底輪、心輪

放置方法

將血石觸碰適當的脈輪或放在該位置；用任一手握住（用接受、非慣用的手握住以增加勇氣；用給予、慣用的手握住以面對恐懼）；放進口袋隨身攜行；做成飾品佩戴；在面對恐懼時，將血石隨身攜帶以增加勇氣。

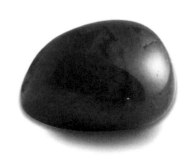

堪薩斯神石 (Boji Stones)

　　堪薩斯神石的外觀似乎不怎麼起眼，然而許多人覺得它們是強大的水晶。它們是棕色到灰色的球狀岩石，通常為黃鐵礦（pyrite）及白鐵礦（marcasite），表面粗糙（公的）或光滑（母的），市面上常見一公一母成對販售。Boji Stone是它的商標名稱，也可用Kansas Pop Rocks的名稱來找找看。

產地

　　美國堪薩斯州

顏色

　　棕色、暗灰色、黑色

主要用途

　　平衡能量、為氣場補充能量、調校脈輪

脈輪

　　所有脈輪均可

放置方法

　　人仰躺下來，將一顆堪薩斯神石放在頭上，用另一顆堪薩斯神石觸碰雙腳腳底；兩手各握住一顆；圍著頸部佩戴。

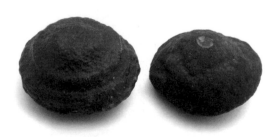

藍色方解石 (Calcite, Blue)

　　由碳酸鈣形成的方解石有許多顏色，藍色是其中之一。其表面看起來像是粉筆的質地，而它的藍色趨近灰藍色。方解石是質地較軟的礦石，任何顏色都一樣，所以在與其他石頭一同使用時，或放進口袋攜行時，都需要謹慎小心。請勿用水或鹽來淨化方解石。

產地

　　比利時、巴西、捷克共和國、英國、愛爾蘭、祕魯、俄羅斯、美國

顏色

　　藍色

主要用途

　　使個體鎮靜及舒緩下來、促進放鬆、強化直覺、改善心智聚焦與記憶力、改善溝通。

脈輪

　　眉心輪、喉輪

放置方法

　　將藍色方解石觸碰適當的脈輪或放在該位置；用任一手握住；放在襯衫口袋隨身攜行；放在需要促進平靜與放鬆的地方；放在會議室以支持溝通；放在家庭的餐桌附近以支持溝通；放在臥室以協助放鬆。

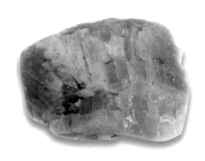

綠色方解石 (Calcite, Green)

綠色方解石的原礦外觀呈現似蠟的質感，帶有少許光澤，其綠色為從中到深的各種色調，且有白色的條紋。它在翻滾拋光後不再有蠟質外觀，而是呈現明亮的光澤。

產地

比利時、巴西、捷克共和國、英國、愛爾蘭、祕魯、俄羅斯、美國

顏色

綠色

主要用途

協助落實接地及回歸中心、增進財運及豐盛、協助個人具現願望、強化直覺、增進心靈能力、協助改善園藝能力。

脈輪

心輪

放置方法

將綠色方解石觸碰心輪或放在該位置；放在花園或棚架；放在家宅的財位；放在用於冥想的空間；放進口袋隨身攜行。

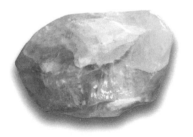

橙色方解石 (Calcite, Orange)

　　橙色方解石原礦外觀呈現似蠟的質感，帶有少許光澤。淺橙色的它帶有白色條紋。它在翻滾拋光後不再有蠟質外觀，而是呈現明亮的光澤。

產地

　　比利時、巴西、捷克共和國、英國、愛爾蘭、祕魯、俄羅斯、美國

顏色

　　橙色

主要用途

　　促進心靈及物質層面的整合、強化自我價值感、增加創造力、增加正面能量、促進健康的性、改善各種類型的能量。

脈輪

　　臍輪、胃輪

放置方法

　　將橙色方解石觸碰適當的脈輪或放在該位置；放在運用創造力的空間；用接受的手（即非慣用手）握住；放在褲袋隨身攜行。

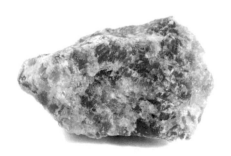

粉紅方解石、
含錳方解石
(Calcite, Pink; Mangano Calcite)

顏色為淺粉色至桃色的含錳方解石又稱粉紅方解石，其為不透明的石頭，遍佈其上的白色紋路寬細不一。它的原礦外觀呈現似蠟的光澤，而在經過翻滾拋光後則有平滑閃亮的光澤。

產地

比利時、巴西、捷克共和國、英國、愛爾蘭、祕魯、俄羅斯、美國

顏色

桃紅色（peachy pink）到粉紅色

主要用途

放大靈氣能量及其他療癒能量、協助個人接觸更高層次的存在、增進對於一切的

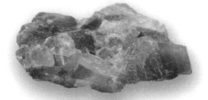

愛、增進個人覺察到自己與萬物合一的意識，敞開心胸。

脈輪

心輪

放置方法

將粉紅方解石觸碰心輪或放在該位置；用任一手握住，依用途而定（施予靈氣能量或分享愛，就握在給予的手或慣用手；接受無條件的愛，就握在接受的手或非慣用手）；放在襯衫口袋隨身攜行；做成胸墜掛在頸部；放在用於冥想的空間；放在用於療癒的空間，例如病房。

白色方解石
（Calcite, White）

白色方解石的原礦外觀可以是一般常見的盒形水晶、或厚或薄的白石片，有的甚至像白色的泡沫。它看起來像是裡面有光將它照亮。

產地

比利時、巴西、捷克共和國、英國、愛爾蘭、祕魯、俄羅斯、美國

顏色

白色

主要用途

促進個人與頂輪關聯的更高層次溝通、淨化能量場、放大能量。

脈輪

頂輪

放置方法

將白色方解石觸碰任何需要淨化的脈輪或放在該位置；放進口袋隨身攜行；用任一手握住；放在用於冥想的空間；放在枕頭下，協助個體以夢境連結頻率更高的境界。

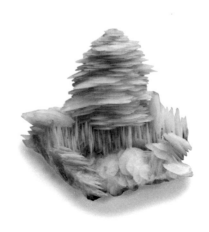

黃色方解石(Calcite, Yellow)

　　這種水晶通常是漂亮的檸檬黃色，因此有人將它稱作檸檬方解石（lemon calcite），但也有可能是蜂蜜的顏色。其在拋光之後會是透明的石頭。（譯註：方解石呈現金黃透明者又稱金黃方解石，而接近無色透明者又稱冰洲石。）

產地

　　比利時、巴西、捷克共和國、英國、愛爾蘭、祕魯、俄羅斯、美國

顏色

　　黃色

主要用途

　　增加自我價值感及自信、增進喜悅、鞏固樂觀、支持同理心。

脈輪

　　胃輪

放置方法

　　將黃色方解石觸碰胃輪或放在該位置；用接受的手（即非慣用手）握住；做成飾品佩戴；放進口袋隨身攜行。

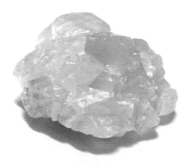

紅玉髓 (Carnelian)

　　此種晶石的顏色從橙色到橙紅色不等，可能含有棕色、黃色或白色的內含物或帶狀紋路。蛛網紅玉髓（spiderweb carnelian）是它的一種形式，其通體遍佈多條線狀白色紋路。紅玉髓是色彩鮮豔的半透明晶石。

產地

　　捷克共和國、英國、愛爾蘭、印度、祕魯、羅馬尼亞

顏色

　　橙色、棕橙色、紅橘色

主要用途

　　增進個人保障感與個人安全感、增長勇氣、提供能量或將其放大、增強意志力及決心、協助克服虐待、增加活力。

脈輪

　　海底輪、臍輪

放置方法

　　將紅玉髓觸碰適當的脈輪或放在該位置；放在褲袋隨身攜行；用小袋裝好，配掛在腰際周圍；放在床邊以提振性能量；將它收在冰箱或食物櫥櫃以提振意志力。

天青石 (Celestite)

天青石是美得讓人難以置信的半透明藍色水晶，具有多個晶面，其藍色可以很淺、可以很深，內有一點灰色、綠色或紫色。有些天青石呈現黃色或白色，但藍色最常見。它是振動頻率較高的晶石。

產地

埃及、英國、馬達加斯加、墨西哥、祕魯

顏色

藍色、白色、黃色

主要用途

促進個體與更高層次存在的溝通、提供洞見及直覺、支持個人與神性的溝通、協助靈性發展、幫助個人達到明悟、增進創造力、促進內在平靜感受、振作靈魂。

脈輪

眉心輪、頂輪

放置方法

將天青石觸碰適當的脈輪或放在該位置；做成項鍊或耳飾佩戴；冥想時握於手中；放在用於冥想的空間；放在辦公桌上或需要揮灑創造力的地方。

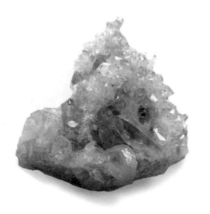

藍玉髓 (Chalcedony, Blue)

　　玉髓是斜矽石（moganite）及石英組成的矽石水晶，具有多種顏色，藍色是其中之一。藍玉髓具有相當縹緲的細緻藍色，表面具有光澤，其質地比較堅硬，可用於製作美麗的珠寶飾品。

產地

　　奧地利、巴西、捷克共和國、英國、愛爾蘭、墨西哥、摩洛哥、俄羅斯、土耳其、美國

顏色

　　淺藍色到中藍色（medium blue）

主要用途

　　促進好夢、在個人的所有面向創造平衡、降減負面情緒、增加直覺、改善溝通。

脈輪

　　眉心輪、喉輪

放置方法

　　將藍玉髓觸碰適當的脈輪或放在該位置；用接受的手（即非慣用手）握住；做成飾品佩戴（特別是圍著頸部的飾品或耳飾）；放在時常需要討論交流的空間；放在口袋裡促進內在平靜感；放在枕頭下以連結夢境。

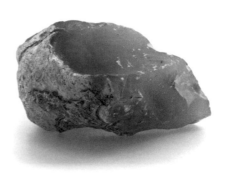

金綠寶石 (Chrysoberyl)

　　亞歷山大石（參見第253頁）是金綠寶石的一種。其最常見的形式是半透明不規則岩塊，顏色介於黃色及綠色之間，是質地非常堅硬的石頭，因此它承受得住與其他晶石並用或放進口袋攜行。

產地

　　巴西、俄羅斯、斯里蘭卡、坦尚尼亞、美國

顏色

　　綠色或黃綠色

主要用途

　　促進個人的內在動力、協助目標設定、建立自我認同、增進自我價值感。

脈輪

　　胃輪

放置方法

　　將金綠寶石觸碰胃輪或放在該位置；用任一手握住；做成手鐲、手鍊或戒指佩戴；放進口袋隨身攜行。

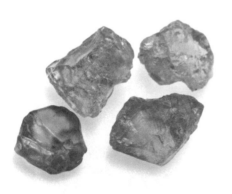

綠玉髓 (Chrysoprase)

　　綠玉髓是玉髓的一種，具有多種綠色色調。其石不透明，可能會有白色、棕色或黑色的條紋。比較深色的綠玉髓也可以稱為蔥綠玉髓（prase）。

產地

　　澳大利亞、巴西、波蘭、俄羅斯、坦尚尼亞、美國

顏色

　　蘋果綠色到深綠色

主要用途

　　敞開心胸、促進愛的感受、招財、促進慈心、傳遞希望、對抗絕望。

脈輪

　　心輪

放置方法

　　將綠玉髓觸碰心輪或是放在該位置；用任一手握住；放進口袋隨身攜行；收在現金箱或錢包裡面；放在家宅或房間的財位。

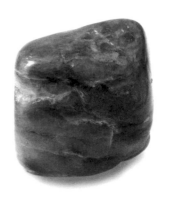

硃砂（Cinnabar）

　　這種成分為硫化汞的鮮紅礦物外觀可能暗淡或是閃亮，過去曾是朱紅色（vermillion）顏料的主要成分。它也許會有呈現非金屬光澤的金色礦物質內含物。它也被稱為「商人之石」（the merchant's stone）。

產地

　　中國、美國

顏色

　　磚紅色，有時帶有灰色或金色

主要用途

　　支持個人具現願望、促進事業成功、吸引豐盛、增加說服力、增長個人力量、促進個人蛻變。

脈輪

　　海底輪、臍輪

放置方法

　　將硃砂觸碰適當的脈輪或放在該位置；用接受的手（即非慣用手）握住；收在現金箱或保險箱裡面；放在工作桌上；收在錢包中；放在褲袋隨身攜行；業務拜訪時帶在身上。

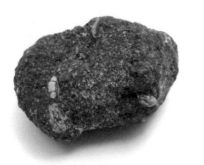

黃水晶 (Citrine)

　　這種黃色水晶在市面上可能以晶簇及晶洞形式呈現，也可能是單獨的水晶柱或經過拋光的晶石。天然生成的黃水晶是半透明的黃色。有人則透過加熱處理紫水晶直至變黃以製作類似黃水晶的晶石。若與自然生成的黃水晶相較，熱處理的紫水晶／黃水晶往往具有更為鮮豔的黃色，可能具有同樣的玄妙性質，僅是略少或比較沒有一致性。許多人比較喜歡只用天然生成的黃水晶，因其能量是一致的。

產地

　　巴西、法國、英國、馬達加斯加、祕魯、俄羅斯、美國

顏色

　　黃色

主要用途

　　增長自我價值感、增進財運及豐盛、強化創造力、將負面能量轉化為正面能量、支持慷慨大方的心態、避免自毀的傾向。

脈輪

　　胃輪

放置方法

　　將黃水晶觸碰胃輪或放在該位置；做成飾品佩戴（特別是手鐲、手鍊或戒指）；用接受的手（即非慣用手）握住；放進口袋隨身攜行；收在錢包或現金箱裡面；放在家宅的財位；放在辦公桌上或需要創意思考的地方。

賽黃晶（Danburite）

這種透明的晶石有多種顏色，並帶有白色或灰色的紋路。它是振動頻率很高的水晶，質地較硬，市面上可以看到經過拋光處理、晶簇或晶柱的形式。所有的賽黃晶基本上都具備相同的能量品質，不過你也可以依個別的顏色用於對應的脈輪：黃色（胃輪）、白色（頂輪）、粉紅色（頂輪）、淺紫色（眉心輪）。

產地

日本、墨西哥、俄羅斯、瑞士、美國

顏色

黃色、白色、粉紅色、淺紫色

主要用途

增長無條件的愛、支持直覺、強化個體與更高層面的溝通、協助氣場淨化、幫助個體與高我或神的溝通、為個人的明悟過程提供支持。

脈輪

心輪、喉輪、眉心輪、頂輪

放置方法

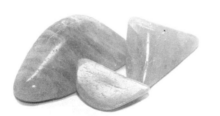

將賽黃晶觸碰適當的脈輪或放在該位置；做成飾品佩戴（圍著頸部的飾品或是耳飾）；放進口袋隨身攜行；放在用於冥想的空間。

沙漠玫瑰（Desert Rose; Gypsum）

　　這種獨特的水晶因其肖似玫瑰而得名。它是沙色的石膏石（gypsum stone），每片「花瓣」的頂部都有白色條紋。沙漠玫瑰具有多層花瓣團團圍住的外觀，其形成過程獨一無二。它也被稱為透石膏玫瑰（selenite rose）。請謹慎處理這種石膏石，因為它質地偏軟又容易脆裂。請勿用水或鹽來淨化沙漠玫瑰。

產地

　　奧地利、法國、德國、英國、希臘、波蘭、俄羅斯、美國

顏色

　　帶有白色的沙子顏色

主要用途

　　促進個體與高我及神的溝通、聚焦心智、促進接受的心態、具有安撫的效果、提供靈性層面的安慰、協助清淨能量。

脈輪

　　眉心輪、頂輪

放置方法

　　將沙漠玫瑰觸碰適當的脈輪或放在該位置；用任一手輕輕握住；放在用於冥想的空間。

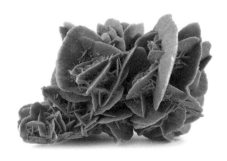

鑽石 (Diamond)

未經處理的鑽石看起來跟那些做成珠寶的同類非常不同，因為它們沒有經過切割或拋光。未經處理的鑽石是半透明的，可能有多種顏色，例如白色、黑色、灰色或黃色，尺寸往往非常小，而且昂貴。所有的鑽石，無論何種顏色，基本上都是同樣的使用方式。至於作為珠寶出售的彩色鑽石，通常會經過處理或強化的工序。

產地

安哥拉、澳大利亞、波札那（Botswana）、巴西、印度、俄羅斯、南非、美國

顏色

灰色、黑色、透明無色、白色、黃色、棕色、粉紅色、藍色

主要用途

提供淨化與潔淨、支持豐盈、放大能量、幫助個體連結高我、療癒氣場。

脈輪

頂輪

放置方法

將鑽石直接觸碰頂輪；做成項鍊或耳飾佩戴；放進口袋隨身攜行；放在需要淨化或清淨的地方；收在錢包或現金箱裡面；放在用於冥想的空間。

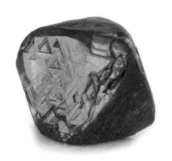

翠銅礦 (Dioptase)

翠銅礦是美麗的深綠色晶石，市面上通常看到的是小晶簇或小的單根晶柱。這種晶石相當稀有，所以很貴。

產地

智利、剛果、伊朗、北非、祕魯、俄羅斯

顏色

碧綠色（emerald green）到深藍綠色

主要用途

支持愛、療癒內心、協助聚焦當下、促進財運及豐盛。

脈輪

心輪

放置方法

將翠銅礦觸碰心輪或放在該位置；用接受的手（即非慣用手）握住；收在錢包或現金箱裡面；放在房間裡面以強化關係與愛；放進口袋隨身攜行；做成飾品佩戴以激發對於當下的專注力。

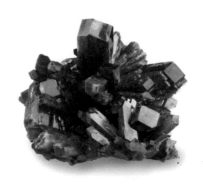

祖母綠（Emerald）

祖母綠是透明清澈的豔綠色貴寶石。其在還是未經處理的水晶原石時渾濁不清，但在經過切割之後，就會變得明亮澄澈且美麗動人。

產地

奧地利、巴西、埃及、印度、坦尚尼亞、辛巴威

顏色

綠色

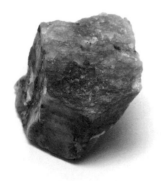

主要用途

支持跟愛有關之事的成功、增進忠誠、在伴侶關係及人際關係當中創造和睦、增加正面特質並同時放下負面事物、分享智慧。

脈輪

心輪

放置方法

將祖母綠觸碰心輪或放在該位置；做成飾品佩戴（特別是項鍊、手鐲、手鍊或戒指）；做成婚戒佩戴以鞏固伴侶關係；放進口袋隨身攜行。

綠簾石（Epidote）

綠簾石係由通常是細長具有光澤的晶體所構成，其顏色範圍從黃綠色到非常深的綠色。這晶石在經過切面與拋光之後會變得非常透明。

產地

奧地利、加拿大、埃及、法國、德國、格陵蘭、日本、挪威、俄羅斯、瑞典、美國

顏色

黃綠色到綠色

主要用途

促進豐盛與財運、改善人際關係、促進個體對準靈魂、協助放下、可當成引發改變的催化劑。

脈輪

心輪

放置方法

將綠簾石觸碰心輪或放在該位置；放在住家或房間的財位；放在用於冥想的空間。

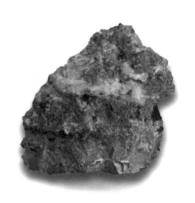

藍色螢石 (Fluorite, Blue)

　　螢石是質地相對較軟的礦物，具有多種顏色。藍色螢石的顏色範圍為藍色到藍綠色，並且非常透明。這種半透明的石頭容易被刮傷，而且刮痕相當明顯。因此在將它放進口袋攜行或與其他晶石並用時要謹慎處理。請勿用水或鹽來淨化藍色螢石。

產地

　　澳大利亞、巴西、中國、德國、英國、墨西哥、祕魯、美國

顏色

　　藍色

主要用途

　　使人安定、創造理智的想法、舒緩心智或情緒層面的混亂、促進溝通、改善洞察力、促進仁慈的誠實、支持靈性覺醒。

脈輪

　　眉心輪、喉輪

放置方法

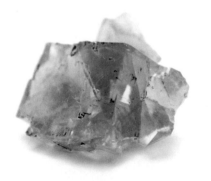

　　將藍色螢石觸碰適當的脈輪或放在該位置；做成飾品佩戴（特別是項鍊或耳飾）；用接受的手（即非慣用手）握住；放在需有寧靜感受的空間；放在需要強化溝通的地方，例如教室或會議室；放在用於冥想的空間。

綠色螢石 (Fluorite, Green)

這種晶石的色彩範圍為淺水青色（light aqua）到深綠色，是一種非常透明的水晶，質地也非常柔軟，因此要注意去保護它不被刮傷。將它放進口袋攜行或與其他水晶並用時須謹慎小心。請勿用水或鹽來淨化綠色螢石。

產地

澳大利亞、巴西、中國、德國、英國、墨西哥、祕魯、美國

顏色

綠色

主要用途

提供能量、為脈輪排毒及淨化、幫助療癒心碎、改善心智聚焦、協助防護來自電磁能量的影響。

脈輪

心輪

放置方法

將綠色螢石觸碰心輪或放在該位置；做成飾品佩戴（特別是項鍊）；用任一手握住；放在具有大量電磁能或電能的區域（像是電腦與電視的附近）。

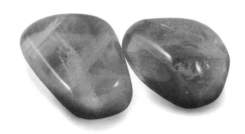

紫色螢石 (Fluorite, Purple)

紫色螢石是特別透明、顏色為淺至深紫色或紫羅蘭色的寶石，是具有高振動的晶石。它通常會有平滑的表面，因為其在經過翻滾拋光之後的模樣最為美麗。請注意不要刮傷這種質地柔軟的寶石，在與其他水晶並用或將它放進口袋攜行時要謹慎小心。請勿用水或鹽來淨化紫色螢石。

產地

澳大利亞、巴西、中國、德國、英國、墨西哥、祕魯、美國

顏色

淺紫色到紫羅蘭色

主要用途

促進個體與高我的連結、提升心靈能力及直覺、促進平靜與鎮定、銳化心智能力並增強心智聚焦、能在抉擇時提供協助。

脈輪

眉心輪、頂輪

放置方法

將紫色螢石觸碰適當的脈輪或放在該位置；做成項鍊或耳飾佩戴；用接受的手（即非慣用手）握住；放在用於冥想的空間；放在工作場所以強化專注力。

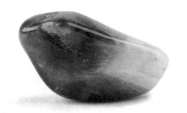

彩虹螢石 (Fluorite, Rainbow)

　　彩虹螢石可以說是最為美麗及有趣的水晶之一，它的每顆晶體都具有透明的顏色帶，其常見的帶狀顏色有藍色、紫羅蘭色、紫色、綠色、水青色及粉紅色。為了將彩虹螢石的清晰振動能量保持純淨，請在每次使用後淨化及充能。注意避免刮傷。請勿用水或鹽來淨化彩虹螢石。

產地

　　澳大利亞、巴西、中國、德國、英國、墨西哥、祕魯、美國

顏色

　　多色

主要用途

　　平衡脈輪（與身、心、靈）、使情緒趨向和諧、促進個體與高我及更高層次的存在（包括神）的溝通、促進直覺及靈感，協助靈性覺醒及明悟。

脈輪

　　胃輪、心輪、喉輪、眉心輪、頂輪

放置方法

　　將彩虹螢石觸碰適當的脈輪或放在該位置；做成飾品佩戴；放在靠近心臟的地方（譯註：例如襯衫口袋）；用接受的手（即非慣用手）握住；放在用於冥想的空間；放在需要激發創意的空間。

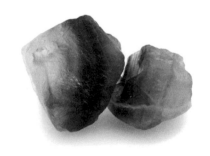

鉻雲母(Fuchsite)

鉻雲母的另一原文名稱即chrome mica，它是質地粗糙的綠色石頭，裡面的雲母受光照射時會發出閃光。經過拋光之後，它的顏色範圍為淺綠色到深綠色，而且常含少許紅寶石（參見第325頁〈含紅寶石的鉻雲母〉）。它一般被稱為療者之石（healer's stone）。

產地

巴西、印度、俄羅斯

顏色

淺綠到非常深的綠色

主要用途

為治療師提供直覺資訊、消融權力鬥爭、促進對於人際關係難題的理解、賦予自我價值、清除心輪的阻塞。

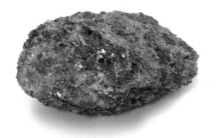

脈輪

心輪

放置方法

將鉻雲母觸碰心輪或放在該位置；用接受的手（即非慣用手）握住以增加醫療方面的直覺；放進口袋隨身攜行；做成飾品佩戴；放在治療師的工作空間；放在用於冥想的空間；若放在病房，可將其置於病床旁邊或放在床墊、枕頭底下。

石榴石（Garnet）

石榴石有多種顏色，只是紅色最受大眾歡迎。紅色石榴石能協助個人保障感、個人安全感及熱情的課題；綠色石榴石則鞏固無條件的愛，增進財運；黃色及金色石榴石可增強自我價值感；橙色石榴石則強化位於某群體裡面的身分認同感。這種透明或半透明的半寶石係以生動鮮豔的色彩為其特徵。

產地

全球各地

顏色

紅色、橙色、黃色、棕色、綠色、金色

主要用途

協助淨化脈輪、支持落實接地、強化熱情與愛、促進互助、淨化負面能量、放大其他水晶的能量。

脈輪

海底輪（紅色）、心輪（綠色）、胃輪（黃色或金色）、臍輪（橙色）

放置方法

將石榴石觸碰需要淨化的脈輪或放在對應位置（脈輪可擇一進行或全部都做，也能配合其他晶石一起使用以放大效果）；用任一手握住；做成飾品佩戴；放在用於冥想的空間。

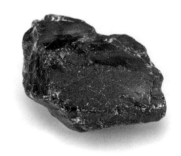

赤鐵礦 (Hematite)

　　赤鐵礦是具有深紅色至銀色光澤的晶石，在經拋光後具有金屬光澤。赤鐵礦係由氧化鐵構成，其詞根*hemo*係源自希臘語的「血液」，意指紅色。許多人認為赤鐵礦具有磁性，但這特性只會出現在經過人工磁化的赤鐵礦。請只使用天然的赤鐵礦。（譯註：拋光之後的赤鐵礦另有「黑膽石」之稱。）

產地

　　巴西、加拿大、英國、瑞典、瑞士

顏色

　　銀色、紅色

主要用途

　　吸收負面能量、協助落實接地、在壓力當中安定下來、幫助發展自我控制、提供內心平靜（equilibrium）及能量平衡（balance）、排毒。

脈輪

　　海底輪

放置方法

　　將赤鐵礦觸碰海底輪或放在該位置；做成戒指佩戴；放在褲袋隨身攜行；放在任何需要轉化負面能量的地方。

赫基蒙水晶
（Herkimer Diamond）

赫基蒙水晶是雙尖白水晶晶柱（晶柱兩端都有尖端）。它是透明的水晶，雖然可能有些內含物，是非常高振動的晶石。

產地

墨西哥、西班牙、坦尚尼亞、美國

顏色

透明無色

主要用途

放大自身及其他水晶的能量、排毒、淨化氣場及脈輪、促進個體與神的連結、協助達到明悟並將靈魂提升到更高的層次、增強心靈能力。

脈輪

頂輪

放置方法

將赫基蒙水晶觸碰頂輪或放在該位置。跟著其他對應個別脈輪的水晶一起放在對應脈輪的位置上；做成飾品佩戴（特別是項鍊或耳飾）；用接受的手（即非慣用手）握住；放在用於冥想的空間。

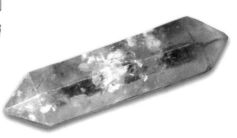

白紋石 (Howlite)

　　你會常看到這種帶有黑色條紋的白色石頭被染成鮮豔的綠松石藍，並被當成綠松石或青金石的廉價替代物用於製作珠寶飾品，那是因為它被染色之後，會呈現相似的外觀。如果你想要找的是綠松石（參見第344頁）或青金石（參見第306頁）的特性，請確定自己正在考慮入手的晶石不是染色的白紋石，因為晶石不同，特性也會不同。（譯註：白紋石另名「白松石」。）

產地

　　美國

顏色

　　白色

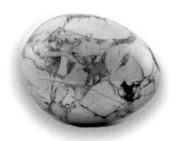

主要用途

　　平衡脈輪、協助個體連結高我意識、鎮靜舒緩、治療失眠、教導耐心。

脈輪

　　頂輪

放置方法

　　將白紋石觸碰頂輪或放在該位置；用任一手握住；放在枕頭下或床邊小桌上；放在用於冥想的空間。

堇青石(Iolite)

　　堇青石又稱「水藍寶石」（water sapphire），這種透明晶石具有漂亮的靛藍色或紫羅蘭色，通常還會帶有一點灰色。它的名字源自希臘語*ion*，意思是紫羅蘭色。它具有中等硬度，但最好還是在與其他石頭並用時做好保護。

產地

　　美國

顏色

　　靛藍色至紫羅蘭色

主要用途

　　放大或激勵心靈洞察力、緩解癔症、增加心智聚焦、對準高我或更高層次存在的引導、激發靈感。

脈輪

　　眉心輪、頂輪

放置方法

　　將堇青石放在適當的脈輪；做成飾品佩戴（特別是耳飾）；放進口袋隨身攜行；放在用於冥想的空間；用接受的手（即非慣用手）握住。

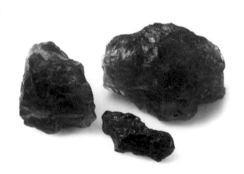

黃鐵礦 (Iron Pyrite)

黃鐵礦被稱為「愚人金」（fool's gold）的理由相當明顯：它的外觀很像黃金，但其價值卻與那種貴金屬天差地遠。你在市面上看到的黃鐵礦可能會是嵌在深色石頭當中的金色斑塊，或是完整的礦塊，也會看到切割成各種形狀的黃鐵礦。這種不透明的晶石具有閃亮的金色光澤。

產地

加拿大、智利、英國、祕魯、美國

顏色

金色

主要用途

促進事業成功、協助建立財富、帶來好運、強化意志力。

脈輪

胃輪

放置方法

將黃鐵礦放在胃輪；放進口袋隨身攜行；放在家屋或房間的財位；收在保險箱或現金箱裡面；放在辦公桌上以利事業成功。

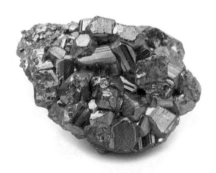

翡翠、硬玉 (Jade)

翡翠最常見的顏色是水綠色（watery green），其實它還有許多其他顏色，包括白色、紫色、紅色和黑色。綠翡翠藉由心輪改善人際關係；白翡翠有助於心智聚焦及抉擇過程；紫翡翠促使個人找到內心的平靜。半透明的翡翠外觀具有奶油般的潤澤質地，是一種非常受歡迎的半寶石，常用於珠寶和雕刻品。請勿用水或鹽來淨化翡翠。

產地

中國、義大利、中東、俄羅斯、美國

顏色

綠色、白色、紫色、紅色、黑色、橙色

主要用途

帶來好運、帶來平靜感受、協助自我定義（self-definition）和自知（self-knowledge）、改善洞察力及心靈指引

脈輪

所有脈輪都有可能，由石頭的顏色決定。

放置方法

將翡翠觸碰適當的脈輪或放在該位置；做成飾品佩戴；放進口袋隨身攜行；用任一手握住；放在用於冥想的空間。

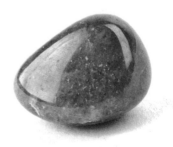

碧玉 (Jasper)

　　不透明的碧玉有多種顏色，具有遍佈整體的帶紋或斑點。它通常會有吸睛的自然圖樣，會呈現在拋光的碧玉晶石或石片。雖然各種碧玉均適用後續列出的用途，不過綠色碧玉會傾向於創造人際關係裡面的和諧，紅色碧玉則傾向強化活力與熱情，而黃色碧玉則傾向增強毅力。

產地

　　全球各地

顏色

　　棕色、白色、紅色、綠色、黃色、藍色、黑色

主要用途

　　提供穩定、改善落實接地。

脈輪

　　所有脈輪都有可能，由石頭的顏色決定。

放置方法

　　將碧玉觸碰適當的脈輪或放在該位置；放在身體上任何需要療癒的部位；放進口袋隨身攜行；用任一手握住；做成飾品佩戴。

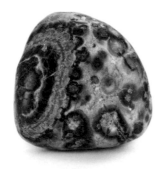

煤精 (Jet)

　　煤精看起來像是不透明的深黑岩石，市面上看到的煤精可能具有光滑或經過拋光的外貌，但也有可能找到原礦。它具有深色、暗淡的蠟質光澤，有人會稱它為「黑琥珀」（black amber），不過它並不是琥珀，而是原本已成為化石的木頭在經漫長時間之後變成的褐煤（lignite coal）。

產地

　　全球各地

顏色

　　黑色

主要用途

　　提供保護、幫助落實接地、吸收負面能量、協助哀悼的過程、淨化。

脈輪

　　海底輪

放置方法

　　將煤精觸碰海底輪或放在該位置；放在褲袋隨身攜行；用任一手握住；放在房間裡面以消除負面能量；參加喪禮時隨身攜帶。

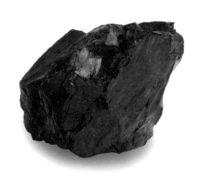

紫鋰輝石、孔賽石
（Kunzite）

紫鋰輝石是一種非常高振動的淺色晶石，通常是粉紅色，而且非常透明。未經處理的晶石可能會有一些條痕。

產地

阿富汗、巴西、美國

顏色

粉紅色、透明無色、淡紫色

主要用途

強化個人與神或更高層次存在的溝通、接受情緒經驗的完整面貌、為女性提供情緒方面的支持、提供平靜與鎮定。

脈輪

心輪、頂輪

放置方法

將紫鋰輝石觸碰適當的脈輪或放在該位置；用任一手握住；做成飾品佩戴（特別是項鍊或耳飾）；放在用於冥想的空間；放在需要平心靜氣面對衝突的空間。

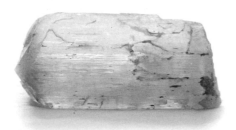

藍色藍晶石 (Kyanite, Blue)

藍色藍晶石是矽酸鹽的礦物，是藍晶石的幾種顏色之一。其顏色範圍為柔和的灰藍色到深藍色，遍佈白色或灰色帶紋。未經處理的藍晶石看起來像是一塊具有多個刃面的長板，它在經過拋光之後變得光滑，且有柔和的光澤。該晶石也許是透明的，也可以是不透明的。你也可以在市面上看到嵌在大塊石頭裡面的刃狀藍晶石。請勿用水或鹽來淨化藍色藍晶石。

產地

巴西

顏色

藍色

主要用途

激發正義感（fairness）、促進忠誠、改善溝通、培養說真話的習性、增強自我表達、對抗自毀行為、協助記憶。

脈輪

眉心輪、喉輪

放置方法

將藍色藍晶石觸碰適當的脈輪或放在該位置；做成飾品佩戴（特別是項鍊或耳飾）；放在襯衫口袋隨身攜行；圍著頸部佩戴以強化溝通及自我表達；放在任何需要強化溝通的地方（像教室或會議室）；用膠帶將它貼在工作椅或學習椅的底面以支持專注力及記憶。

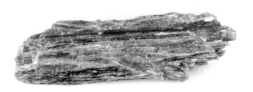

綠色藍晶石
（Kyanite, Green）

　　綠色藍晶石是矽酸鹽的礦物，遍佈白色或灰色紋路。未經處理的藍晶石看起來像是一塊具有多個刃面的長板，它在經過拋光之後變得光滑，且有柔和的光澤及白色或灰色的捲曲紋路。該晶石也許是透明的，也可以是不透明的。你也可以在市面上看到嵌在大塊石頭裡面的刃狀綠色藍晶石。請勿用水或鹽來淨化綠色藍晶石。

產地

　　巴西

顏色

　　綠色

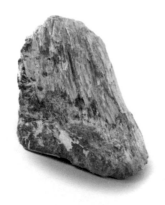

主要用途

　　釋放負面能量、平衡心輪、校準所有脈輪、促進個體理解來自更高層次的資訊、對於他人的動機留有辨明的空間。

脈輪

　　心輪、眉心輪

放置方法

　　將綠色藍晶石觸碰適當的脈輪或放在該位置；做成飾品佩戴（特別是項鍊或耳飾）；放在靠近心臟的口袋隨身攜行；可放在任何需要充能或淨化的空間。

拉長石 (Labradorite)

拉長石的美來自於它那神祕的渦狀色彩和閃亮的外觀。拉長石的顏色範圍可以從乳白色到乾淨的灰色，並在捕捉到光線時出現藍色、紫色、綠色和其他渦狀顏色。它是高振動的晶石。

產地

加拿大、義大利、斯堪地那維亞半島

顏色

透明或深暗的礦石，間有藍色、金色、紫色及綠色的反光

主要用途

強化個體與神或更高層次存在的溝通、協助對準心靈能量及直覺、平衡心智與靈魂、防止負面能量、提供鑑別力、淨化及療癒氣場。

脈輪

眉心輪、頂輪

放置方法

將拉長石觸碰適當的脈輪或放在該位置；可視療癒需要，直接放在身體上；做成飾品佩戴（特別是耳飾和項鍊）；用任一手握住；放在用於冥想的空間；如欲在睡眠時獲得具有洞見的夢境，可放在枕頭下。

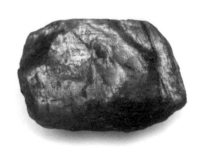

青金石 (Lapis Lazuli)

這種具有飽滿藍色的晶石是不透明的,遍佈金色或白色的紋理。在中世紀,人們將青金石磨末以製作用於油畫的「群青色」（ultramarine）顏料。現在某些製造商會將白紋石（參見第296頁）染成肖似青金石的外觀,因此請確保自己使用的是真正的青金石,這一點相當重要。

產地

智利、埃及、義大利、中東、美國

顏色

深藍色綴有金色斑點

主要用途

強化溝通、增加真實與正直、開啟第三眼、允許個人說出自己的真話、連結靈性及更高層次的智慧

脈輪

喉輪、眉心輪

放置方法

將青金石觸碰適當的脈輪或放在該位置;做成飾品佩戴（特別是項鍊或耳飾）;放進口袋隨身攜行;放在一個溝通必不可少的房間;用任一手握住;放在用於冥想的空間。

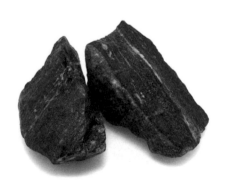

鋰雲母 (Lepidolite)

鋰雲母有著漂亮的粉紅色、紫丁香色或紫色,並帶有棕色或白色條紋。不透明的它具有光彩,市面上可以找到它的滾石或原礦形態。

產地

巴西、捷克共和國、多明尼加共和國、美國

顏色

粉紅色、紫丁香色 (lilac)

主要用途

緩解壓力、促進平靜、改善冥想、喚醒洞察力、協助個體與神的連結

脈輪

眉心輪、頂輪

放置方法

將鋰雲母觸碰適當的脈輪或放在該位置;做成飾品佩戴(項鍊或耳飾);放進口袋隨身攜行;用任一手握住;放在用於冥想的空間。

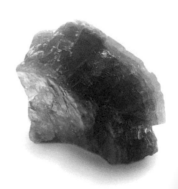

磁石（Lodestone）

磁石又稱磁鐵礦（magnetite），是天生具有磁性的黑色氧化鐵物質，因此磁石常有小塊的磁性物質沾附其上，使它看起來有點毛絨感，像是等著被刮乾淨的鬍渣那樣。將磁石收在塑膠容器裡面，就能防止小塊鐵質沾附其上。它是非常重的石頭，小小一塊就有相當的重量。

產地

奧地利、中美洲、芬蘭、印度、義大利、北美洲

顏色

黑色

主要用途

促進落實接地、校準脈輪、放大吸引力法則

脈輪

海底輪

放置方法

將磁石觸碰海底輪或放在該位置附近；放在褲袋隨身攜行；用雙手握住以利落實接地。

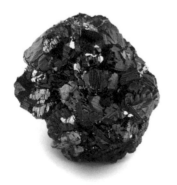

孔雀石 (Malachite)

孔雀石是美麗、不透明的深綠色晶石，遍佈淺綠色或白色渦紋。而在經過翻滾拋光之後，孔雀石的紋路會形成有趣的圖樣，類似那些會在大理石看到的圖樣。孔雀石本身會有些許光澤，拋光之後會有高度光澤。它是航空公司員工的保護石。

產地

剛果、中東、羅馬尼亞、俄羅斯、辛巴威

顏色

綠色

主要用途

提供靈性及能量方面的保護、為航空公司的員工及旅客提供保護、克服恐懼症、鼓勵冒險、協助個體向他人分享自身真相、提振情緒（特別是在抑鬱的情況）

脈輪

心輪

放置方法

將孔雀石觸碰心輪或放在該位置；做成飾品佩戴（手鐲、手鍊或戒指）；用任一手握住；搭機飛航時，將它放進口袋或隨身行李。

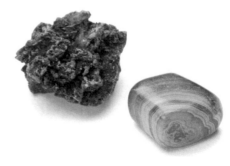

綠玻隕石、捷克隕石
（Moldavite）

捷克隕石的來源真像是科幻小說，人們認為它是隕石撞擊地球而形成的物質。這種「外太空」的晶石呈深橄欖綠色，質地凹凸不平，且具有閃亮的光澤。

產地

捷克共和國、德國、摩爾多瓦（Moldova）

顏色

橄欖綠色、玻璃瓶綠色（bottle green）

主要用途

緩解對於財務的負面思考、協助找出人生目標、幫助深化冥想與洞察力、增長自愛、協助過著榮譽與正直的人生。

脈輪

心輪、眉心輪、頂輪

放置方法

將捷克隕石觸碰適當的脈輪或放在該位置；用接受的手（即非慣用手）握住；放在用於冥想的空間；收在錢包或現金箱裡面；做成掛在頸部的胸墜項鍊佩戴。

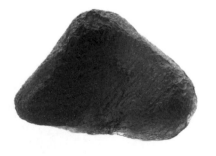

月光石（Moonstone）

月光石看來像是水面映照出來的月亮，通常為桃色、白色或黑色，且裡面有著隨著光線照射角度變化而旋繞的色彩。所有這些顏色均具有同樣的基本能量品質，但乳白色月光石最為常見。它的光彩係來自名為「冰長石暈彩」（adularescence）的晶石特性，而拉長石也有這種特性。

產地

澳大利亞、巴西、印度、斯里蘭卡

顏色

白色、奶油色（cream）、黑色、桃色（peach）

主要用途

協助個體與高我或神的溝通、協助個體與靈性存在的連結、增加心靈能力、支持願望實現。

脈輪

眉心輪、頂輪

放置方法

將月光石觸碰適當的脈輪或放在該位置；用任一手握住；放在枕頭下；放在用於冥想的空間；做成飾品佩戴（特別是項鍊和耳飾）。

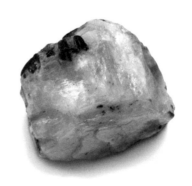

白雲母 (Muscovite)

　　白雲母是雲母（mica）的一種形式，其結構很有趣，看來像是從母岩突出來的薄片或板塊。它具有珠光（pearlescent），即多彩的光澤。任何顏色的白雲母晶石都具有相同的能量品質。白雲母非常脆，所以它使用與儲存都要謹慎小心。請勿使用水或鹽來淨化白雲母。

產地

　　奧地利、巴西、捷克共和國、俄羅斯、瑞士、美國

顏色

　　灰色、綠色、粉紅色／紅色、金色

主要用途

　　強化個體與神或靈性存在的連結、連結高我、提供指引與洞見、推動直覺。

脈輪

　　眉心輪、頂輪

放置方法

　　將白雲母觸碰適當的脈輪或放在該位置；用任一手輕輕握住；放在用於冥想的空間；如欲在睡夢中獲得指引，將它放在床邊。

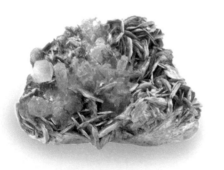

黑曜岩 (Obsidian)

　　黑曜岩的成分是火山玻璃，是具有光澤的晶石，外觀可能光滑，也有可能粗糙、凹凸不平。它最常見的顏色是黑色，然而也可以找到下列其他顏色。阿帕契之淚（參見第259頁）也是黑曜岩的一種。

產地

　　全球各地

顏色

　　黑色、黑中帶白、綠色、藍色、紅色

主要用途

　　支持落實接地、清除海底輪的堵塞、吸收負能量、安撫悲傷、提供力量與能量、揭露負面情緒、提供靈性及情緒層面的保護。

脈輪

海底輪（黑色）、心輪（綠色）

放置方法

　　將黑曜岩觸碰適當的脈輪或放在該位置；用任一手握住；放在褲袋隨身攜行；可放在任何房間，以吸收負面情緒；放在用於冥想的空間。

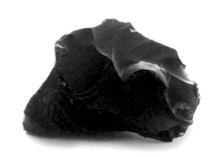

雪花黑曜岩
（Obsidian, Snowflake）

這種黑色到綠黑色的黑曜岩上面有著類似雪花的白色斑點。它是不透明的晶石，外觀可以是粗糙的，或是經過打磨與拋光而呈現些許光澤。

產地

全球各地

顏色

黑色到偏綠的黑色

主要用途

增加安全感、鎮定、提供靈性保護、協助消除破壞性的想法及信念。

脈輪

海底輪

放置方法

將雪花黑曜岩觸碰海底輪或放在該位置；用任一手握住；放在褲袋隨身攜行。

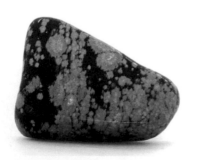

縞瑪瑙 (Onyx)

　　縞瑪瑙有多種顏色，雖然在市面上看到的縞瑪瑙大多是黑色、黑色具有白色帶紋，或白色具有黑色帶紋。這些顏色都具有相同的玄妙性質。它是光滑、深色且沉重的晶石，是玉髓的一種形式。（譯註：天珠的材質常為縞瑪瑙或紅縞瑪瑙。）

產地

　　巴西、義大利、墨西哥、俄羅斯、南非、美國

顏色

　　黑色、白色、灰色、紅色、黃色、棕色、藍色

主要用途

　　提供力量、促使落實接地及回歸中心、增強耐力、吸收負能量、提供靈性層面的保護。

脈輪

　　海底輪

放置方法

　　將縞瑪瑙觸碰海底輪或放在該位置；做成飾品佩戴（特別是手鐲、手鍊或戒指）；用任一手握住；放在褲袋隨身攜行；可放在任何房間，以吸收負面能量並提供保護；放在用於冥想的空間。

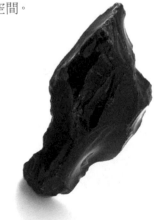

蛋白石 (Opal)

　　蛋白石具有非常亮麗的光彩，是質地柔軟且不甚透明的晶石。蛋白石有多種顏色，包括白色、黑色和藍色。這種高振動的晶石，質地非常柔軟，相當容易受損，因此在佩戴、淨化或與其他晶石並用時要小心謹慎。請勿用水或鹽來淨化這種水晶。

產地

　　澳大利亞、加拿大、英國、宏都拉斯、墨西哥、祕魯

顏色

　　白色、黑色、藍色、粉紅色、紅色、橙色、黃色、綠色

主要用途

　　提供靈感、激發創造力、協助個體與更高層次的存在或是神溝通、協助個體與高我溝通、促進自動自發、協助個體藉由無條件的愛與他人連結。

脈輪

　　所有脈輪都有可能，特別是頂輪，由石頭的顏色決定。

放置方法

　　將蛋白石觸碰適當的脈輪或放在該位置（特別是頂輪）；用接受的手（即非慣用手）握住；做成飾品佩戴；放在用於冥想的空間；放在進行創意工作的空間。

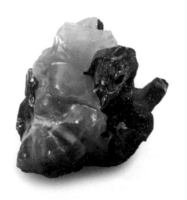

橄欖石（Peridot）

此種透明晶石的色彩為綠色調，範圍在淺橄欖綠到亮蘋果綠之間，其晶體可能含有黑色或棕色的小斑點。它經常被切割及拋光成刻面寶石（faceted gemstones）以用於珠寶飾品。

產地

巴西、加納利群島（Canary Islands）、埃及、愛爾蘭、俄羅斯、斯里蘭卡

顏色

綠色

主要用途

敞開心輪、促進愛、舒緩情緒創傷、促進對於人際關係的理解、保護氣場、淨化身體的能量系統（脈輪、氣場、經絡）。

脈輪

心輪、胃輪

放置方法

將橄欖石觸碰適當的脈輪或放在該位置；做成飾品佩戴；放進口袋隨身攜行；用接受的手（即非慣用手）握住；放在用於冥想的空間；在處理人際關係的事情時，隨身攜帶。

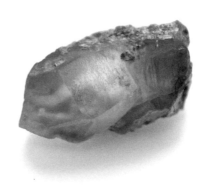

葡萄石 (Prehnite)

葡萄石是稍微透明的綠色晶石，其顏色為泥綠色或橄欖綠。整體遍佈細紋，其表面在未經處理時呈現凹凸不平。葡萄石在拋光之後會變得明亮且相當透明。這是高振動的晶石，常被稱為預言之石。

產地

南非

顏色

綠色

主要用途

協助薩滿類型的能量工作、強化心靈能量（特別是預知）、促進個體連結神或是更高層次的存在、協助個體建立對神的信任、為能量場淨化與解毒。

脈輪

心輪

放置方法

將葡萄石觸碰心輪或放在該位置；做成飾品佩戴（項鍊與耳飾）；放在用於冥想的空間，或用於療癒個案的空間；在進行療癒工作時，用任一手握住；在進行薩滿個案時，則放進口袋隨身攜行。

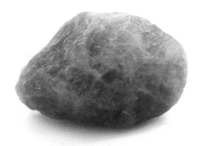

白水晶 (Quartz, Clear)

白水晶是透明到半透明的晶石，市面上會看到它的晶簇、晶洞、單尖晶柱、雙尖晶柱（赫基蒙水晶就屬此種）、滾石或未處理的原石。白水晶是高振動的晶石，有萬用療癒石（master healer）之稱，因它在所有狀況都能使用。

產地

全球各地

顏色

透明無色或乳白色

主要用途

放大能量、淨化空間、能以萬用療癒石的角色協助任何類型的療法、增加能量、為水晶淨化與充能、提供保護。

脈輪

所有脈輪均可，特別是頂輪。

放置方法

將白水晶觸碰任何脈輪或擺置其上（或只處理頂輪）；用於擺水晶陣；與其他晶石合用以放大效果；放在身體需要療癒的任何部位；放進口袋隨身攜行；放在需要保護或淨化的房間或區域；做成飾品佩戴。

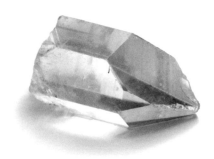

粉晶 (Quartz, Rose)

　　這種乳粉色的水晶是部分透明的，市面上常見它的晶柱或滾石，也常被人們雕成有趣的形狀用於飾品。粉晶被稱為愛之石，通常用於處理一切與愛相關的課題。

產地

　　巴西、印度、日本、馬達加斯加、南非、美國

顏色

　　粉紅色

主要用途

　　促進及鞏固所有類型的愛、增長無條件的愛、增長喜悅、促進情緒層面的療癒、培養信心、增強希望、幫助克服絕望、帶入鎮定與平靜。

脈輪

　　海底輪、心輪

放置方法

　　將粉晶觸碰適當的脈輪或放在該位置；做成飾品佩戴；放進口袋隨身攜行；用兩手一起握住；將數顆粉晶遍佈家宅各處以促進家庭的親愛氣氛。

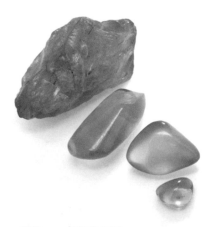

髪晶 (Quartz, Rutilated)

髪晶的原文名稱源自它的內含物之一「金紅石」（rutile），其顏色可從從透明到煙色或金色，長條的棕色、紅色調或黑色的線條貫穿其中。其原文名稱的Rutilated，意味著這種水晶裡面含有細針形狀的二氧化鈦（譯註：即金紅石）。市面上常看到的髮晶形式就跟白水晶一樣多，例如晶簇、晶柱與滾石。

產地

全球各地

顏色

透明無色到金色，裡面有黑色、赭色或棕色的線狀物

主要用途

提供能量（靈性、情緒及身體層面）、提高心智聚焦力與專注力、幫助釐清個人的生命道途、增加個體與高我的連結、袪除負面能量、促使情緒的釋放、放大能量

脈輪

胃輪、頂輪

放置方法

將髮晶觸碰適當的脈輪或放在該位置；放在桌子的抽屜以強化專心或專注力；用任一手握住；放進口袋隨身攜行；放在用於冥想的空間。

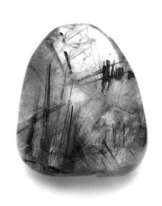

煙晶 (Quartz, Smoky)

煙晶是石英家族的一員，其顏色可從美麗的棕色到灰煙色。它是在地球上自然形成，但也可在實驗室模擬製造，因此確認手上煙晶的來源是很重要的步驟。它在經過拋光之後是透明的晶石，其未經處理的形態多在透明到略微不透明之間。

產地

全球各地

顏色

灰色到棕灰色

主要用途

吸收負面能量及增加正面能量、促進落實接地、提升振動能量、解毒、幫助釋放過往傷痛。

脈輪

海底輪、頂輪

放置方法

將煙晶觸碰適當的脈輪或放在該位置；放進口袋隨身攜行；做成飾品佩戴；用任一手握住；放在用於冥想的空間；若要在某區域阻擋面能量並增長正面能量，可繞著該區域的周圍（例如住家的邊緣）撒下煙晶碎料。

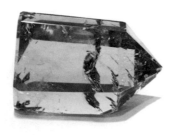

菱錳礦 (Rhodochrosite)

菱錳礦是美麗的粉紅色晶石，具有遍佈整體的白色或黑色的條紋。它是半透明的晶石，質地相當柔軟，所以與其他晶石並用的時候要謹慎小心。請勿用水或鹽來淨化這種水晶。其顏色會因內含的雜質而有不同。

產地

阿根廷、俄羅斯、南非、美國、烏拉圭

顏色

粉紅色到橙粉紅色

主要用途

促進無條件的愛、幫助療癒心碎及深層的情緒問題、吸引愛、療癒自我價值感的課題、緩解過往的傷痛。

脈輪

海底輪、心輪

放置方法

將菱錳礦觸碰適當的脈輪或放在該位置；放在褲袋隨身攜行；放在情緒傷痛於身體實際具現的部位。

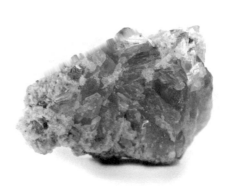

紅寶石 (Ruby)

紅寶石原本看似是不透明的粉紅色至紅色，但經拋光與切割之後會變成鮮豔動人的透明紅色。這種貴寶石用於珠寶飾品，然其原石也具有強大的療癒功效。

產地

柬埔寨、印度、肯亞、馬達加斯加、墨西哥、俄羅斯、斯里蘭卡

顏色

紅色

主要用途

增進活力、增強熱情與慾望（性及其他方面）、使充滿活力、促進愛、強調生命的喜悅。

脈輪

海底輪、心輪

放置方法

將紅寶石觸碰適當的脈輪或放在該位置；做成飾品佩戴；放在枕頭或床墊下以活化性能量；放進口袋隨身攜行以活化個人能量。

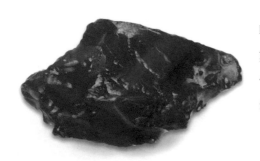

含紅寶石的鉻雲母

（Ruby in Fuchsite）

　　這是自然存在於鉻雲母的紅寶石。鉻雲母的顏色為看似相當濃稠的淺綠色至深綠色，而當它含有紅寶石時，裡面會有大小不一、從粉紅色到深紅色的斑點。

產地

　　巴西、印度、俄羅斯

顏色

　　綠色裡面有粉紅色或紅色

主要用途

　　敞開心輪、促進愛、增長力量與意志力、增加智性、銳化心智焦點、提供靈性／情緒及心智能量的保護

脈輪

　　海底輪、心輪

放置方法

　　將該礦石觸碰適當的脈輪或放在該位置；做成飾品佩戴；放進口袋隨身攜行；用任一手握住。

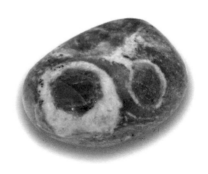

藍寶石 (Sapphire)

藍寶石是剛玉（corundum）的礦物家族成員之一（紅寶石也是成員之一），質地非常堅硬且持久不壞。藍寶石有多種顏色，但最常見者為藍色藍寶石。雖然不同顏色的藍寶石具有許多共同的性質，然而它們之間也有一些差異。藍色藍寶石打開第三眼並協助個體與高我連結；綠色藍寶石激發智慧；橙色藍寶石激發創造力；黃色藍寶石則促進財運。

產地

澳大利亞、巴西、捷克共和國、印度、肯亞、緬甸、斯里蘭卡

顏色

藍色、綠色、橙色、黃色

主要用途

強化心智聚焦、提供鎮定

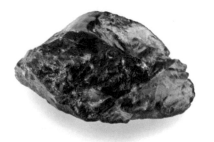

的能量、協助個體與振動更高的領域溝通、激發直覺、協助個體與高我的連結、促進個體與神的連結。

脈輪

所有脈輪都有可能，由石頭的顏色決定。

放置方法

藍寶石可用來觸碰任何脈輪或放置其上；將黃色的藍寶石收在錢包以利財運；做成飾品佩戴；放進口袋隨身攜行；用兩手一起握住。

紅縞瑪瑙 (Sardonyx)

紅縞瑪瑙是具有帶狀紋路的玉髓（石英的一種形式），具有交疊的肉紅玉髓（sard）層及縞瑪瑙層。就目前而言，最常見者為紅色或棕色帶有黑色或白色渦紋。具有黑色渦紋的藍色紅縞瑪瑙算較為罕見的組合，不過你還是可以找得到。這種晶石傾向顏色厚重且不透明。

產地

巴西、印度、日本、土耳其、美國

顏色

紅色、紅橙色、棕色、藍色

主要用途

增進心智聚焦、促進樂觀、提供保護、穩定人際關係、吸引好運、灌輸心智紀律。

脈輪

海底輪、臍輪

放置方法

將紅縞瑪瑙觸碰適當的脈輪或放在該位置；放在褲袋隨身攜行；用膠帶將它貼在辦公椅或學習椅的底面。

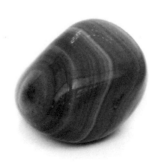

透石膏 (Selenite)

透石膏是非常高振動的晶石，呈乳白色並具有白色條紋或隆起。它是石膏的眾多成員之一，質地柔軟，所以很容易損壞，因此需要非常謹慎對待。你可以在市面上找到透石膏的原石或經處理成光滑表面的晶石，也可以看到以它為材質的雕刻品。有些人會在可以打光的底座上面放置透石膏，使其隨著不斷變化的燈光顏色而發亮。請勿用水或鹽來淨化透石膏。

產地

法國、德國、英國、希臘、墨西哥、波蘭、俄羅斯、美國

顏色

白色

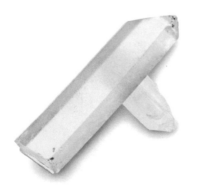

主要用途

促進個人與高我及神的溝通、激發靈感、清理及淨化能量、淨化其他水晶、增長明悟、提供具有保護性質的能量。

脈輪

頂輪

放置方法

將透石膏觸碰頂輪或放在該位置；放進口袋隨身攜行；用任一手握住；數顆透石膏可擺置在某區域的周圍以建立心靈防護或進行能量淨化；放在用於冥想的空間。

蘇打石(Sodalite)

蘇打石的顏色像是牛仔布的藍色，並帶有白色或黑色條紋及斑點。它的外觀有點像青金石，但顏色較淺。

產地

巴西、加拿大、法國、格陵蘭、緬甸、羅馬尼亞、俄羅斯、美國

顏色

藍色

主要用途

促進真實及正直無愧的心態、使溝通變得更好（特別是寫作之類的傳播領域）、增強直覺、促進心靈能力

脈輪

喉輪、眉心輪

放置方法

將蘇打石觸碰適當的脈輪或放在該位置；用接受的手（即非慣用手）握住；做成項鍊或耳飾佩戴；放在辦公室以使創意閃現。

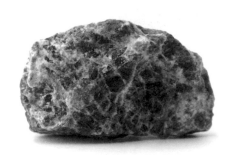

紅或粉紅尖晶石
(Spinel, Red or Pink)

尖晶石是閃閃發亮的寶石,具有多種顏色,但最常見者為紅色。這類晶石往往很小且透明,然而其晶體通常有內含物。

產地

加拿大、印度、巴基斯坦、斯里蘭卡

顏色

粉紅色、紅色

主要用途

激發更新、激勵愛、在個人遇到困難時予以鼓勵、在處理危機或後續創傷時協助緩解情緒。

脈輪

海底輪、心輪

放置方法

將此礦石觸碰適當的脈輪或放在該位置;放進口袋隨身攜行;做成飾品佩戴;用任一手握住;艱苦期間,放在褲袋隨身攜行。

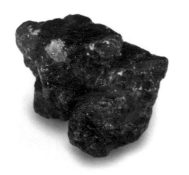

舒俱徠石 (Sugilite)

這種紫色不透明晶石的原文名稱發音為〔蘇～〔《一〕賴特〕（*soo-ghee-lite*），顏色對比甚大的白色到棕色條紋貫穿其中。該晶石有著微微的閃光。它的另一原文名稱是lavulite，算是比較稀有的晶石。（譯註：Sugilite其名取自發現者日本學者杉健一的姓氏「杉」Sugi，唸法接近〔蘇～〔《一〕，因此作者才特別指出此詞應有的正確發音。）

產地

日本、南非

顏色

淺紫色、粉紅紫色、紫羅蘭色

主要用途

有助於緩解寂寞、支持冥想、促進個體與靈魂的連結、幫助個人做出人生抉擇、協助寬恕及自我接納、驅散噩夢、促進個體與高我的連結、提高心靈覺察力、增強療癒能力。

脈輪

眉心輪、頂輪

放置方法

將舒俱徠石觸碰適當的脈輪或放在該位置；放在用於冥想的空間；放在枕頭下或床邊小桌上；做成項鍊或耳飾佩戴；放進口袋隨身攜行；用任一手握住。

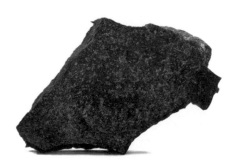

硫磺 (Sulfur)

　　硫磺是具有鮮明黃色的美麗石頭。該晶石不透明且不規則，其表面及遍體都有著閃閃發光的晶體，可以解毒並吸收負面情緒。純元素形態的硫磺是無毒的，肥料、藥物到火柴等等眾多事物都少不了它，然而硫磺的實體晶體容易與其他元素發生反應。請勿將它放在加熱器或檯燈附近等等會使其釋放氣體的地方。請絕對不要用水或鹽來淨化硫磺。

產地

　　任何鄰近火山之地方

顏色

　　亮黃色

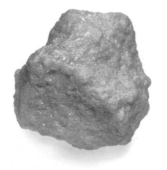

主要用途

　　幫助人們克服負面情緒、增加個體與內在感受及動力的連結、消除情緒障礙、增長自我價值感。

脈輪

　　胃輪

放置方法

　　將硫磺放在胃輪；用任一手握住；放在工作區域或其他常用區域以強化自我價值（如有觸摸硫磺，事後務必洗手）。

太陽石 (Sunstone)

太陽石是橙色到黃橙色的美麗晶石，略微半透明，裡面有閃耀的微小片段。它是長石（feldspar）的一種形式，可以非常透明，但也可能白濁或不透明，端視各顆晶石而定。

產地

加拿大、希臘、印度、挪威、美國

顏色

黃橙色到橙色或桃色

主要用途

促進正面能量、強化樂觀、協助將負面想法轉成正面想法、加強正面肯定的心態、增長自我價值感。

脈輪

臍輪、胃輪

放置方法

將太陽石觸碰適當的脈輪或放在該位置；用任一手握住；放進口袋隨身攜行；做成飾品佩戴（特別是手鐲、手鍊及戒指）；放在用於冥想的空間。

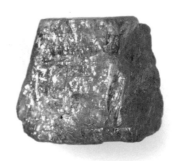

超七水晶 (Super Seven)

它的原文名稱還有melody stone（旋律石）、sacred seven（聖七水晶）或super 7（超 7 水晶）。這是高振動的天然晶石，含有七種不同類型的石英與礦物：白水晶、紫水晶、煙晶、黃磷鐵礦（cacoxecite）、金紅石（rutile）、針鐵礦（goethite）及纖鐵礦（lepidocronite）。它往往看來像是紫水晶，其大部分區域廣佈著貫穿其中的不同物質，其外觀會因成分而有很大的差異。在握住超七水晶時，其振動感很強，握久一點甚至會不太舒服，因為它所具有的能量就是如此強大。

產地

全球各地

顏色

紫色，雜有灰色、黑色、透明無色及棕色

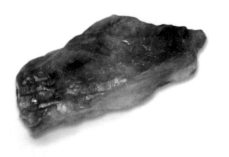

主要用途

加強個體與神及較高領域的連結、喚醒心靈洞察力、整合所有脈輪、協助個體發現個人生命道途、放大能量。

脈輪

所有脈輪均可。

放置方法

將超七水晶放在頂輪以及海底輪的下方以淨化脈輪並為其補充能量；放在眉心輪或頂輪；用接受的手（即非慣用手）握住；放在用於冥想的空間。

坦桑石 (Tanzanite)

　　清澈透明的坦桑石是藍色至紫羅蘭色的美麗寶石，在切割成刻面寶石後可製成美麗的珠寶飾品。它是黝簾石的形式之一，其名稱源自它在坦尚尼亞的起源，算是較為稀有的晶石。

產地

　　坦尚尼亞

顏色

　　藍色到紫羅蘭色

主要用途

　　增強個人與靈魂的溝通、培養心靈能力、促進個體對於靈性的探索、提升意識、提供舒緩及平靜。

脈輪

　　眉心輪、頂輪

放置方法

　　將坦桑石放在適當的脈輪區域；做成飾品佩戴（特別是項鍊或耳飾）；放在口袋隨身攜行；放在用於冥想的空間；放在床的附近，於睡眠時提供靈性發展的協助。

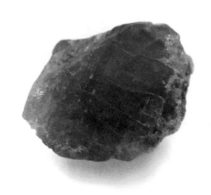

藍虎眼石 (Tigers Eye, Blue)

藍色是虎眼石的三種主要顏色之一，另兩種顏色為紅色及黃色。這些顏色有時會同時出現在同一塊石頭，或是各自在對應的原礦呈現。藍虎眼石具有深灰藍色（有時深到幾乎是黑色，尤其在還未拋光的時候），深灰色條紋貫穿其中。該晶石具有虹光的光澤，屬中等硬度的石頭。

產地

澳大利亞、加拿大、印度、墨西哥、南非、美國

顏色

深藍灰色，具有更深的灰色帶狀紋路

主要用途

誘發平靜、減輕壓力、促進清晰的溝通、提供洞察力、平衡陰陽、改善直覺及心靈能力

脈輪

眉心輪、喉輪

放置方法

將藍虎眼石觸碰適當脈輪或放在該位置；做成珠寶飾品或護身符佩戴在頸部；放進口袋隨身攜行；用任一手握住；放在任何有需要更多溝通的場合；放在用於冥想的空間；放在任何感覺到能量失衡的地方。

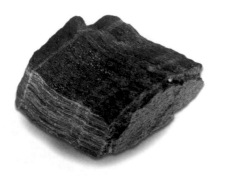

紅虎眼石 (Tigers Eye, Red)

紅虎眼石是具有帶紋的紅色晶石，其條紋則為深紅色或棕色。它即使未經拋光也會有光澤，而在拋光之後會有金屬般的光澤。

產地

澳大利亞、加拿大、印度、墨西哥、南非、美國

顏色

紅色、紅木色（mahogany）、棕色

主要用途

刺激性慾、強化動力與意志力、促進行動、增強信心、提供能量和保護。

脈輪

海底輪

放置方法

將紅虎眼石觸碰海底輪或放在該位置；用接受的手（即非慣用手）握住；可用膠帶將它貼在座椅底面以激發工作動力；放在床墊底下以刺激性能量；放在褲子口袋隨身攜行以支持意志力。

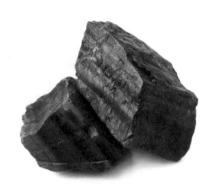

黃虎眼石 (Tigers Eye, Yellow)

黃虎眼石整體具有彼此相間的棕色與黃色帶紋，雖然它不透明，但它具有像是貓眼般的美麗閃光，這就是它的名稱由來。

產地

澳大利亞、加拿大、印度、墨西哥、南非、美國

顏色

黃色／金色、棕色

主要用途

增強個人力量、鞏固「我」的感受、增加自信與自我價值感、協助選擇、打破不行動的惡性循環、增加勇氣。

脈輪

胃輪

放置方法

將黃虎眼石觸碰胃輪或放在該位置；做成手鐲、手鍊或戒指佩戴；放在褲子或襯衫口袋隨身攜行；用接受的手（即非慣用手）握住；放在用於冥想的空間。

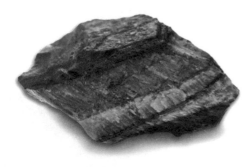

黃玉 (Topaz)

　　黃玉是透明的藍色或黃色寶石，常被切割成刻面寶石用於飾品。算是貴寶石的它在經過切割與拋光之後，會非常透明，但通常尺寸很小。藍色黃玉增強溝通並提升個體與更高領域的連結。黃色的黃玉可以提升自我價值感，並有助於設立個人界線。

產地

　　非洲、澳大利亞、印度、墨西哥、巴基斯坦、美國

顏色

　　藍色或黃色

主要用途

　　增長寬恕、強化真實與正直、協助清楚的溝通、協助了解想法、補充能量、提升同理心、吸引豐盛、增長喜樂

脈輪

　　眉心輪、喉輪（藍）、胃輪（黃）

放置方法

　　將黃玉觸碰適當的脈輪或放在該位置；做成飾品佩戴；黃色者可收在錢包或現金箱裡面以吸引豐盛，藍色者則放在用於冥想的空間。

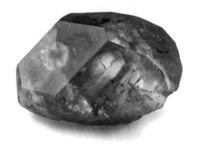

黑碧璽 (Tourmaline, Black)

碧璽是珍貴的寶石，因其清澈美麗的顏色而備受歡迎。然而黑色也是碧璽的多樣顏色之一，其在玄妙及靈性修行當中常被用於抵禦負面能量。黑碧璽的另一原文名稱為schorl。因為它會吸收很多能量，因此定期淨化黑碧璽相當重要。（譯註：碧璽又名電氣石。）

產地

阿富汗、澳大利亞、巴西、莫三比克、斯里蘭卡、坦尚尼亞、美國

顏色

黑色

主要用途

吸收負面能量、將負面能

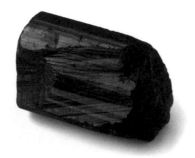

量轉變為正面能量、支持落實接地、提供心靈防護、釋放壓力

脈輪

海底輪

放置方法

將黑碧璽觸碰適當的脈輪或放在該位置；用任一手握住；放進口袋隨身攜行；當成護身符佩戴；把它視為抵擋某位負面人物的楔子來用；放在桌上或車內以吸收負面能量；進入具有高度心靈壓力的環境時隨身攜帶；如欲在睡眠時吸收負面能量，可放在床邊小桌上。

綠碧璽 (Tourmaline, Green)

綠碧璽具有可愛的綠色，常被做成寶石用於飾品。除了經過拋光及切割的寶石，你還可找到未經處理的綠碧璽，有可能是滾石或透明的綠色晶柱。它的另一原文名稱為verdelite。

產地

阿富汗、澳大利亞、巴西、莫三比克、斯里蘭卡、坦尚尼亞、美國

顏色

綠色

主要用途

協助心的療癒（包括情緒層面及身體層面）、提升幸運、增進財運、增強身體與情緒的能量與耐受力、強化園藝能力

脈輪

心輪

放置方法

將綠碧璽放在心輪；做成飾品佩戴（特別是項鍊或手鐲、手鍊）；用接受的手（即非慣用手）握住；放進口袋隨身攜行；放在園藝棚架上或跟植物擺在一起；收在錢包或現金箱裡。

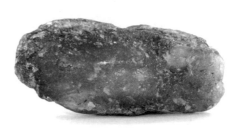

粉紅碧璽 (Tourmaline, Pink)

粉紅碧璽是透明的粉紅色寶石，其經拋光後常用於珠寶飾品，而且相當昂貴。它是高振動的晶石。你在市面上可以找到單獨一塊的粉紅碧璽，也可以找到嵌在其他晶石當中的長條粉紅碧璽。

產地

阿富汗、澳大利亞、巴西、莫三比克、斯里蘭卡、坦尚尼亞、美國

顏色

粉紅色

主要用途

提振喜樂、提振普及一切的愛、激發浪漫情愛、強化正向情緒。

脈輪

心輪

放置方法

將粉紅碧璽觸碰心輪或放在該位置；做成飾品佩戴（特別是項鍊或手鐲、手鍊）；用任一手握住；為了提振普及一切的愛，放進口袋隨身攜行；適合在浪漫約會佩戴；如欲在睡眠時提振正面情緒，可放在枕頭下或床邊小桌上。

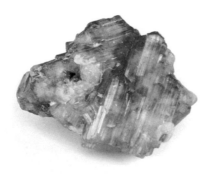

西瓜碧璽
(Tourmaline, Watermelon)

西瓜碧璽因酷似切片的西瓜得名，整體具有綠色、白色和粉紅色的色調。這種呈長條狀的晶石非常透明，常經切割後用於飾品，算是相當昂貴的寶石。

產地

阿富汗、澳大利亞、巴西、莫三比克、斯里蘭卡、坦尚尼亞、美國

顏色

粉紅色、綠色、白色

主要用途

促進各種愛、平衡能量、激發創造力、連結自然、平衡脈輪、療癒情緒傷痛、促進平靜與鎮定的感受。

脈輪

心輪

放置方法

將西瓜碧璽觸碰心輪或放在該位置；做成飾品佩戴；放進口袋隨身攜行；用任一手握住；放在創意工作空間；在親近自然環境時可佩戴或攜帶它。

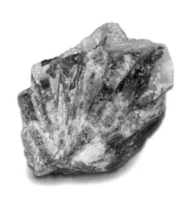

綠松石（Turquoise）

綠松石是不透明的石頭，其顏色為藍色到綠松石色之間的各種色調，並遍佈深色或淺色的紋理。綠松石做成的飾品相當受到歡迎，尤其飾品主題若與美國西南部（American Southwest）有關的話更是如此。許多製造商將白紋石染成類似綠松石的外觀（有時被稱為howlite turquoise，即「白松石」），因此確定自己所用的晶石確實為本尊也是很重要的。

產地

全球各地

顏色

藍色、綠松石色

主要用途

用來當成靈性層面及身體層面之間的橋梁、促進個體與

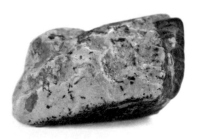

宇宙的連結感受、使真誠的溝通化為可能、協助個體自由表達己意、給予力量、給予保護、淨化能量。

脈輪

喉輪、眉心輪

放置方法

將綠松石觸碰適當的脈輪或放在該位置；放在用於冥想的空間；做成飾品佩戴；放進口袋隨身攜行；用任一手握住。

綠簾花崗岩 (Unakite)

綠簾花岡岩呈苔綠色，遍佈桃色到粉紅色大斑塊及金色斑點。它是碧玉的諸多形式之一，而市面上也許會看到它的原礦或是經過滾磨拋光的滾石。

產地

南非、美國

顏色

雜有粉紅色／桃色的苔綠色，間綴暗綠色及金色的斑點

主要用途

促進情緒層面的平衡、改善睡眠、對抗癮症、增強意志。

脈輪

胃輪、心輪

放置方法

將綠簾花崗岩觸碰適當的脈輪或放在該位置；放在枕頭下或床邊小桌上；用任一手握住；放在口袋隨身攜行。

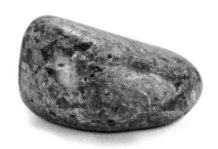

釩鉛礦 (Vanadinite)

釩鉛礦係在含鉛礦石被氧化時自然形成。這種晶石外觀為黃色、橙色到紅色等亮麗色澤的透明細小晶體，就像是堆疊在一起的盒子。

產地

摩洛哥、美國

顏色

黃色、橙色、紅色

主要用途

激勵創造力與動力、提供心智層面的刺激動力、增強活力、激發行動。

脈輪

臍輪

放置方法

將釩鉛礦直接放在臍輪；在進行創意工作的空間，可用膠帶將它貼在座椅底面或放在桌子上；若欲睡醒時神清氣爽且活力充沛，可將它放在枕頭、床墊底下，或是放在床邊小桌上。

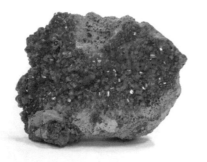

鋯石 (Zircon)

這種半寶石可以是藍色、黃色、紅色、棕色或透明色。許多人將它跟方晶鋯石（cubic zirconium，譯註：又稱蘇聯鑽）搞混，然而它們並不相同。鋯石是具有玄妙性質的天然礦物，而方晶鋯石則是不具玄妙性質的人工合成物。

產地

澳大利亞、束埔寨、加拿大、中東、緬甸、斯里蘭卡、坦尚尼亞

顏色

黃色、藍色（除此之外的顏色有可能是經過熱處理者）

主要用途

強化自愛、支持靈性成長、強化個人與高我的溝通、增強靈性能量與神聖能量、協助直覺。

脈輪

頂輪、眉心輪、喉輪

放置方法

將鋯石觸碰適當的脈輪或放在該位置；放在用於冥想的空間；做成飾品佩戴（特別是項鍊或耳飾）；放在襯衫口袋隨身攜行。

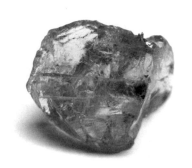

黝簾石 (Zoisite)

許多寶石，例如坦桑石及玫瑰黝簾石（Thulite），都是黝簾石的不同形式，然而我們這裡所指的是綠色黝簾石。其呈現顏色從淺綠到暗綠不等，而且它也像鉻雲母那樣常會看到裡面含有紅寶石。黝簾石是不透明的石頭，但整塊都有細小閃亮的光彩。

產地

奧地利、柬埔寨、印度、肯亞、馬達加斯加、俄羅斯、斯里蘭卡、坦尚尼亞

顏色

綠色

主要用途

敞開心胸、鞏固親密關係、激勵行動、對抗惰性。

脈輪

心輪

放置方式

將黝簾石觸碰心輪或放在該位置；做成項鍊來戴；放在襯衫口袋隨身攜行；用任一手握住。

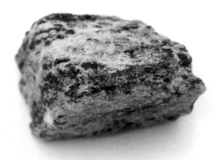

字彙表

肯定語句（AFFIRMATION）：這是你對於自己想在生活中實現的事物所做出的正面宣告，並且能夠用於冥想。這類正面宣告應是以「目標已經達成」的語氣來寫就，像是「我很健康、快樂，而且富有」。另請參考「祈禱文」。

氣場（AURA）：係屬於生命體的能量結構；它是圍繞肉體的靈性能量，含有個體在情緒、肉身及靈性層面表現其存在的資訊。

脈輪（CHAKRA）：係指那些位於身體裡面的能量漩渦。這當中有七個為主要的脈輪（參見第27頁圖），各自具有特定的關聯顏色，還有相應的身體、能量與靈性屬性。

充能（CHARGING）：係指將能量傳輸給水晶的做法，以便日後使用它們時能以最高的振動程度發揮作用。這步驟通常接在淨化之後或是使用新水晶時。

淨化（CLEANSING）：係指清除累積在水晶的能量做法，通常會用鹽水、具有能量的意圖或流轉的煙霧（該淨化方式稱為薰煙）來進行。

神（DIVINE）：係用於指稱上帝、神聖根源、更高層次的意識，或是人們相信宇宙所存在的任何先天智性。

心靈能量（ENERGY, PSYCHIC）：係指目前無法透過科學儀器測量的任何能量類型，包括直覺、超感應力（extrasensory perception, ESP）、透視（clairvoyance）、念力（psychokinesis）與治療力。

能量工作／能量療法（ENERGY WORK/ENERGY HEALING）：運用靈性能量帶來身體、靈性、情緒或心智方面的改變或療癒。水晶療法是能量療法的一種。

落實接地（GROUNDING）：係指個人連接大地、地球的做法，其目的是在維持自己在身體、心智、情緒及靈性面向之間的平衡。

給予的手（HAND, GIVING）：係指「慣用手」，通常是個人用來寫字的手，其在能量工作中會用於分享能量與療癒。

接受的手（HAND, RECEIVING）：係指「非慣用手」，通常是個人不會用來寫字的手，其在療癒工作中會用於接受能量。

高我意識（HIGHER CONSCIOUSNESS）：係指個人高我的意識，而個人可以藉其連結到那身為萬物之源且遍及一切的意識，也就是神（the Divine）。冥想是人們嘗試達至高我意識的途徑之一。

高我（HIGHER SELF）：係為個人的某一部分，該部分總是連結著個人的靈魂道路，使個人能夠連結高我意識。還有其他可能用於意指高我的術語，包括高靈（higher spirit）或靈魂（soul）。

直覺（INTUITION）：透過眉心輪所接收到源自高我意識或高我的資訊。

吸引力法則（LAW OF ATTRACTION）：是靈性原則之一，稱人會從宇宙吸引來自己所思、所言、所行的事物——無論正面或負面均是如此——並將自己的能量投入其中。

生命力（LIFE FORCE）：係指那股使所有活物具有生命的神聖能量，例如印度阿育吠陀所稱的「普拉納」（prana）或中醫所稱的「氣」（Chi）。

祈禱文（MANTRA）：本書使用的祈禱文，係為肯定語句的一種，著重於個人正向期望的結果或存在狀態，或是對於當下的如實具現表達承認與感謝。

禱文冥想（MANTRA MEDITATION）：是用於冥想的方式之一。修習者採取坐姿並安靜下來，然後反覆唸誦祈禱文（大聲說出或默唸）以保持心智的聚焦以及創造出正面的能量。

經絡（MERIDIAN）：係指遍佈肉體的能量通道。人體共有12條經絡，各自關聯不同的器官。

正念冥想（MINDFULNESS MEDITATION）：是用於冥想的方式之一。修習者採取坐姿並安靜下來，容許念頭自行升起，接著留意這些正在升起的念頭，然後完全放下它們。

動作冥想（MOVEMENT MEDITATION）：是用於冥想的方式之一。修習者進行反覆的動作，例如徐徐慢行，以保持心智的專注與清晰。

數字學（NUMEROLOGY）：係指處理數字的形上意義之知識。

道路、道途（PATH）：係指你的道路──本書用於指稱你的心靈之路、生命之路和靈魂之路──即你在這地球上依循的道路，包括你需要學習的課題、那些需要你想方設法藉由行動與反應予以平衡的業力，以及你需要認識的人們等等。

當下（PRESENT）：即現在此刻。個人若專注於現在（對於當下此刻的意識焦點），就能減緩對於過去與未來的擔憂，並增長感恩與感謝。

設定（PROGRAMMING）：係指為水晶賦予能量及意願的方法，通常藉由冥想或能量轉移，使水晶朝個人的意想目的發揮效用。這步驟通常在水晶完成淨化與充能之後進行。

財位（PROSPERITY CORNER）：這是風水的概念，係指家宅當中能夠吸引豐盛與富裕的區域，若站在家宅大門往家裡面看，財位就是家中離大門最遠、最左邊的角落。

靈氣（REIKI）：這是能量療法的形式之一，祈請宇宙能量藉由修習者的雙手或心智的能量操作來賜予療癒。

薩滿、薩滿工作（SHAMAN, SHAMANIC WORK）：薩滿

係指能夠藉由眾靈及靈性事物來提供服務的人，其能量工作則會藉眾靈之助以消除負面並增長正面能量／靈體的過程。

指導靈（SPIRIT GUIDE）：係具有更高層次意識的存在，其存在目的係在協助你行走個人的道路，常透過夢境、靈感與直覺現身。

無條件的愛（UNCONDITIONAL LOVE）：不具備任何條件的純然靈性之愛，無論對象出現何種行為或舉止均是如此。

觀想（VISUALIZATION）：係進行冥想的方式之一，修習者會在過程中於腦海創造影像或圖片，而其意願是將此經驗具現在現實生活。

解憂石（WORRY STONE）：係方便供拇指摩擦的光滑、平坦晶石，以緩解個人的壓力或緊張，或將能量從晶石傳給個人。

資料出處

網　　站

CRYSTAL-CURE.COM

這個商業網站販售多種水晶與產品，並
提供水晶的性質及其應用方式之資訊。

ETSY.COM

許多店家在這個商業網站販售自己的水
晶、水晶圓珠及珠寶。

HEALINGCRYSTALS.COM

這個商業網站販售多種水晶與產品，
並提供關於水晶的出色文章。這網站
的經營者知識淵博且樂於助人，會提
出水晶療法方面的建議，並回答有關
水晶的問題。

HEALING-CRYSTALS-FOR-YOU.COM

這個資訊網站提供易於理解的水晶資
訊，包括依水晶英文名稱排序的清單，
並附上對應的療癒及玄妙特質。

MYSS.COM

這是直覺治療師及作家凱若琳‧密思
（Caroline Myss）的正式網站。這網站
的「Free Resources」頁面有一部名為
《脈輪：你的能量存在》（@Chakras:
Your Energetic Being@）的動態網頁，
概述脈輪系統及與各脈輪相關的課題。

書　籍

除了本書〈參考資料〉所列書籍之外，
還請參閱下列著作。

THE CHAKRA BIBLE

by Patricia Mercier (Sterling, 2007)
討論脈輪及其運作方式，還有對於它們
的調校等諸如此類的主題。

CRYSTAL HEALING

by Judy Hall (Godsfield, 2010)
提供水晶療法處方及用於療癒的冥想。

《朵琳夫人的天使水晶治療書》

by Doreen Virtue, PhD, and Judith
Lukomski (Hay House, 2005)
提供關於水晶療法的資訊。

THE REIKI BIBLE

by Eleanor McKenzie (Sterling, 2009)
論述靈氣能量療法的基礎知識。

《精微體：人體能量解剖全書》

by Cyndi Dale (Sounds True, 2009)
能量體的百科全書，涵括脈輪、氣場、
經絡，以及人們的能量體與肉體互動的
方式。

參考資料

書　籍

Gauding, Madonna. *The Meditation Bible: The Definitive Guide to Meditations for Every Purpose.* New York: Sterling, 2005.

Hall, Judy. *The Crystal Bible.* Blue Ash, OH: Walking Stick Press, 2003.

Hall, Judy. *Crystal Prescriptions: The A–Z Guide to Over 1,200 Symptoms and Their Healing Crystals.* Poole, UK: John Hunt Publishing, 2014.

Hall, Judy. *The Encyclopedia of Crystals.* Gloucester, MA: Fair Winds Press, 2013.

Myss, Caroline. *Anatomy of the Spirit: The Seven Stages of Power and Healing.* New York: Harmony, 1996.

Myss, Caroline. *Why People Don't Heal and How They Can.* New York: Harmony, 1998.

Permutt, Philip. *The Crystal Healer: Crystal Prescriptions That Will Change Your Life Forever.* London: CICO Books, 2007.

Simmons, Robert. *Stones of the New Consciousness: Healing, Awakening, and Co-creating with Crystals, Minerals, and Gems.* Berkeley, CA: North Atlantic Books, 2009.

Tolle, Eckhart. *The Power of Now: A Guide to Spiritual Enlightenment.* Novato, CA: New World Library, 1999.

Zuckerman, Desda. *Your Sacred Anatomy: An Owner's Guide to the Human Energy Structure.* Novato, CA: Spirit Way Press, 2012.

網　　站

Encyclopedia Britannica. "Einstein's Mass-Energy Relation: Physics." Accessed July 21, 2015. www.britannica.com/science/Einsteins-mass-energy-relation.

International Gem Society (IGS). "What Is a Crystal?" Accessed July 21, 2015. www.gemsociety.org/article/crystal/.

The Kabbalah Centre. "The Zohar for Healing." Accessed August 20, 2015. www.zohar.com/article/zohar-healing.

McCartney, Francesca. "The Academy Journal: A Brief History of Energy Medicine." Academy of Intuition Medicine. Accessed July 21, 2015. www.intuitionmedicine.com/academy/journalarticles/journal2.htm.

McLeod, Saul. "Maslow's Hierarchy of Needs." Simply Psychology. September 17, 2007, updated 2014. Accessed July 21, 2015. www.simplypsychology.org/maslow.html.

Wisdom Library. "Seven Factors of Enlightenment." Accessed August 20, 2015. www.wisdomlib.org/definition/seven-factors-of-enlightenment/index.html.

神聖經典

The Bible: New International Version. London: Hodder & Stoughton, 2007.

The Holy Bible: English Standard Version. Wheaton, IL: Crossway Bibles, 2011.

The Koran. Translated by N. J. Dawood. New York: Penguin Classics, 2015.

Yajur Veda: Authentic English Translation. Translated by Dr. Tulsi Ram. New Delhi, India: Agniveer, 2013.

致謝

在往靈性與形上學的道路邁進時，敝人有幸得到眾多導師、朋友與親人的支持，故希望能夠藉此機會向下列人士表達感謝之意：Jim Frazier、Tanner Koenen、Kevin Frazier、Patty Valdez、Howard Batie、Michaela Rand、Ashley Barrett、Cheryl Knight、Chad Wilson、Chuck Gotski、「南音超自然研究」（South Sound Paranormal Research）團隊全體成員、Stacy Wagner-Kinnear，還有許多好友、老師、編輯、同儕以及認識的人們。

作者簡介

　　凱琳・弗雷澤（*Karen Frazier*）是經過按立的玄學牧師、直覺能量治療師及臼井靈氣師父，具有形上學的學士及碩士學位，以及形上超心理學的博士學位。她曾为《超自然地下雜誌》（*Paranormal Underground Magazine*）撰寫形上學及能量療法專欄以及解夢專欄。